从计划受孕到生产，

　　每个步骤来自专家的建议

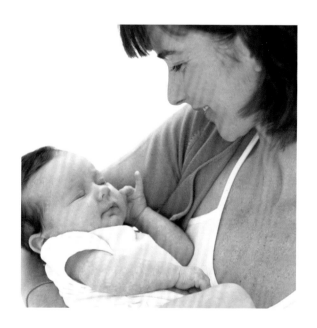

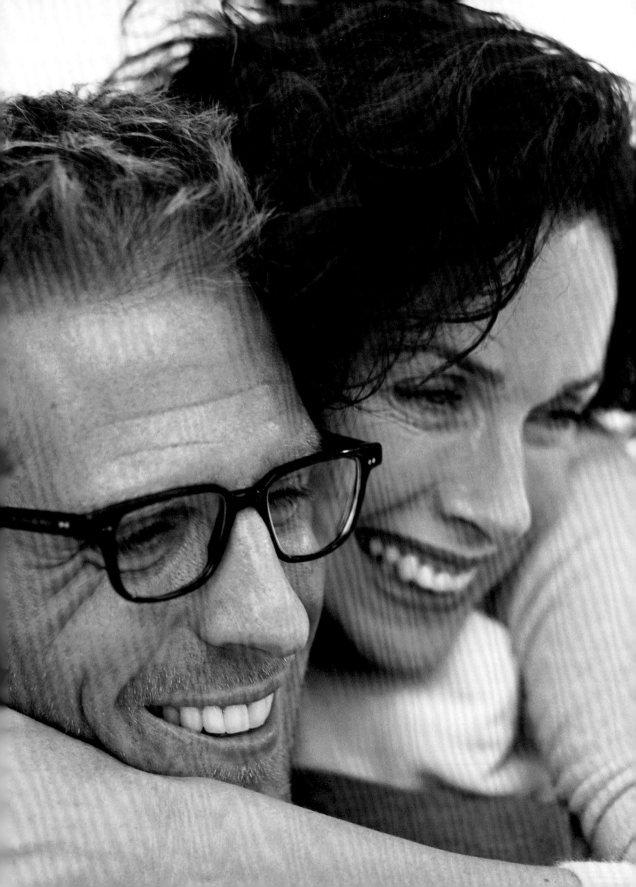

大龄
备孕·妊娠·分娩
安心指南

〔美〕劳拉·格茨尔 雷吉·哈福德 著

安娜 安然 译

中国妇女出版社

图书在版编目（CIP）数据

大龄备孕·妊娠·分娩安心指南 /（美）劳拉·格茨尔（Laura Goetzl），（美）雷吉·哈福德（Regine Harford）著；安娜，安然译. -- 北京：中国妇女出版社，2017.6

书名原文：Conception & Pregnancy over 35

ISBN 978-7-5127-1394-9

Ⅰ.①大… Ⅱ.①劳…②雷…③安…④安… Ⅲ.①优生优育—指南②妊娠期—妇幼保健—指南③分娩—指南 Ⅳ.①R169.1-62②R715.3-62③R714.3-62

中国版本图书馆CIP数据核字（2017）第014394号

Original Title: Conception&Pregnancy over 35
Copyright ©2005 Dorling Kindersley Limited, London
Text copyright ©2005 Laura Goetzl, Regine Harford
A Penguin Random House Company
著作权合同登记号　图字：01-2016-8819

大龄备孕·妊娠·分娩安心指南

作　　者：〔美〕劳拉·格茨尔　雷吉·哈福德　著
　　　　　安娜　安然　译
责任编辑：陈元　袁荣
印制总监：王卫东
出版发行：中国妇女出版社
地　　址：北京市东城区史家胡同甲24号
邮政编码：100010
电　　话：（010）65133160（发行部）　65133161（邮购）
网　　址：www.womenbooks.cn
法律顾问：北京天达共和律师事务所
经　　销：各地新华书店
印　　刷：鸿博昊天科技有限公司
开　　本：183×235　1/12
印　　张：13⅓
字　　数：220千字
版　　次：2017年6月第1版
印　　次：2017年6月第1次
书　　号：ISBN 978-7-5127-1394-9
定　　价：49.80元

目 录

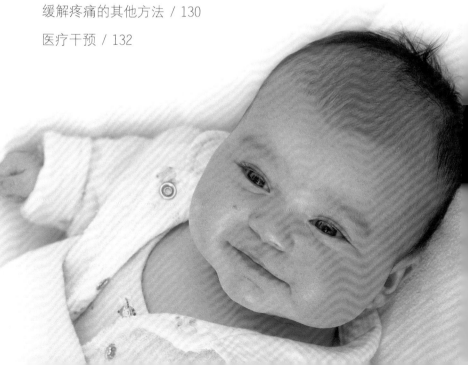

前 言

　　每次读到一本关于妊娠的新书，在书中发现有不同观点，成功满足那些其他同类书没有提及的需求时，我总是非常欣慰。格茨尔医生写的这本书，满足了超过35岁大龄女性这一群体备孕、妊娠及分娩过程中的特殊需求。现在在英国，超过35岁的大龄孕妇较10年前增长了2倍，在美国和欧洲，6个孕妇中就会有1个是大龄孕妇，是时候把这本书放到你的书架上了。

　　作为一名不孕不育专科医生，在我阅读本书的第一部分时，就被书中贴切、细致的建议深深打动，这些建议包括备孕计划、有可能出现的麻烦、辅助生育和流产。尤为重要的是，我们需要意识到，对于35～40岁这一群体，他们有可能比年轻群体需要更长的时间准备并成功妊娠，但并不是每对夫妻都会面临这一问题。这是一个需要让大家重新审视的问题，特别是在媒体倾向于关注大龄女性生育困难的环境下。

　　作为一名产科医生，经常会面对那些在前次生育时出现各种问题的女性（这些女性年龄相对较大），我非常高兴地看到关于妊娠期检查的丰富信息。关于妊娠期对胎儿监护及妊娠、分娩的实践性建议也能在本书中找到。最后，作为大龄孕妇的一员，我留意到妊娠期倦怠、大龄孕妇在产后需要更长时间的恢复期这些细节都没有被忽视。这本书会给35岁及以上的孕妇提供最新、实用的知识，帮助她们增加信心，并享受成功的妊娠历程。

莱斯莉·里根教授
皇家妇产科医师学会会员
伦敦帝国理工学院圣玛丽医院妇产科主任

序 言

　　当我开始构思本书时，我立刻意识到，为那些在生命中稍晚些开始考虑妊娠的女性，特别是对那些第一次妊娠的女性而言，提供相关知识是多么的重要。通常情况下，女性会对早早养育孩子心存压力，特别是考虑到事业发展、寻找到理想伴侣和建立一个家庭时，更多愿意被动等待受孕，或者推迟成为母亲的时刻。

　　对成熟女性而言，周边环境会随年龄改变，同样改变的是她们成为母亲的经历。你更有可能是大学毕业，处于一段稳定关系中的女性，并更积极地寻求有关你妊娠期的相关知识。同时，因为你的年龄已经超过35岁，被视为"高危"人群，医务工作者，甚至你的朋友和家人都会对你更加关照。从医学的专业角度而言，"高危"意味着你要接受比年轻女性更多的检查、更多的相关信息。从情绪的角度而言，你会发现自己需要做更多的决定，并接受更多不请自来的建议。

　　考虑到所有这些，雷吉·哈福德和我决定写一本能够消除你的疑虑，并让你感到更为确定的书。我们希望书中的知识能够让你自信地顺利地进入生命中最为重要的一段时光。我希望这本书能够给予你足够的信心去面对妊娠期的各种困难，知晓初为人母时，什么对你和孩子是最好的。我希望这本书能够给予你需要的支持。

　　享受妊娠期的快乐时光吧！

Laura Goetz　　劳拉·格茨尔医生

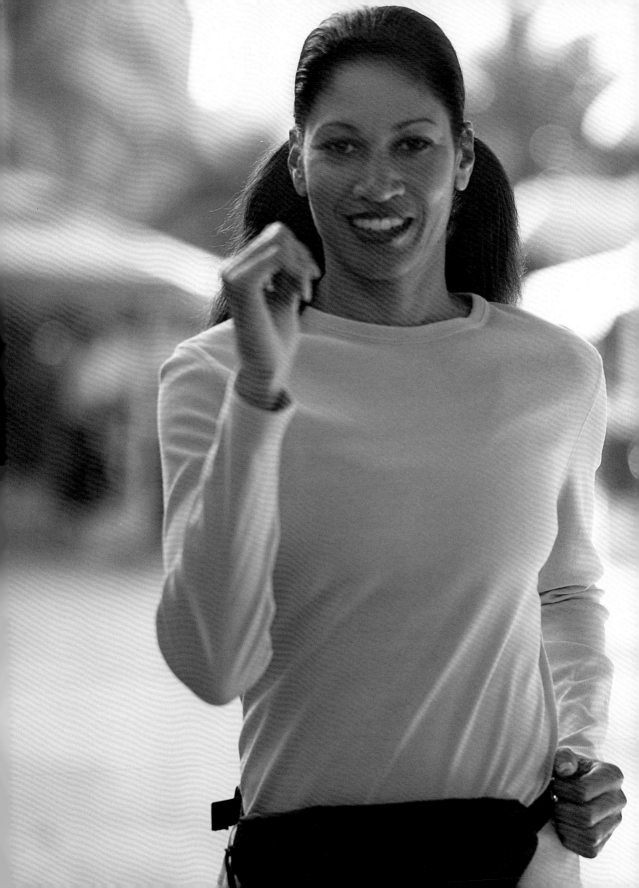

备孕计划

　　很多女性发现，年龄超过35岁后，想要顺利受孕并非想象的那么容易。谨慎地照顾自己的身体，保持健康身材、健康饮食能够保证基本的生育能力。很多影响受孕的问题实际上与年龄增大所带来的健康问题直接相关。在你准备妊娠前，花费一些时间寻求相应的知识是值得的。如果你在受孕前没有任何健康问题，有其他很多方法能帮助你自然受孕。如果这些方法依旧无效，辅助生殖也许能够帮助你。

做决定

　　妊娠只是你人生改变，即将开始与你的孩子持续终身关系的第一步。成为父母，是人生中最为欢乐满足的情景之一，但需要你大量时间、金钱及情感的投入。因此，在慎重考虑一些重要事实之后，再决定妊娠显得尤为重要。

何时是最恰当的时间？

　　很多伴侣想等到一个完美时间再拥有孩子——当物质、职业和伴侣关系方面都完美无缺时。但是职业、财政状态和健康状况会在任何时候出现问题。值得庆幸的是，婴儿总会在不那么完美的环境下茁壮成长，所以，无论是你或是你周围的环境无须完美。

　　有些女性一直都想当妈妈，另外一些则不那么确定。如果你最近动过这个念头，你也许会考虑当妈妈是否真的适合你。对于很多30~40岁、事业成功、生活美满的女性而言，在成为母亲这件事上存在顾虑是非常自然的。

　　你可能将很多时间投入到你的事业、伴侣关系和友情上，还有很多你所喜爱的活动和爱好上。妊娠并成为母亲这件事会给你的生活方式带来巨大改变。你不得不投入所有的时间来照顾自己的宝宝，进而丧失了自由自在支配自己生活的权利，对此很多人感到难以接受，特别是那些非常独立自主的女性。

花时间和已经为人父母的朋友多交流，他们会告诉你真实而充满挑战性的生活。

正视现实

　　自信而微笑着照顾婴儿的母亲是所有准父母最好的广告。而现实是，无数个不眠之夜，照顾婴儿和由于不能理解婴儿的需求而引发的挫折感，这些却很少有人提起。婴儿对于照顾要求甚多，不可预测。

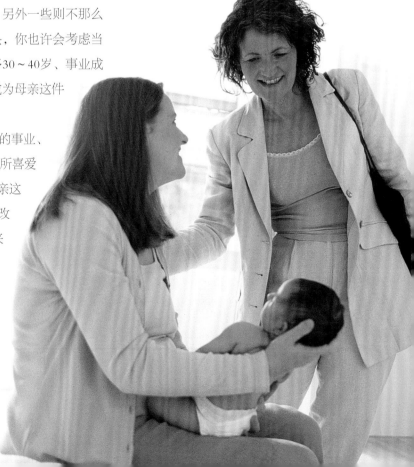

"为人父母"，你准备好了吗？

■ 你的身体和情绪健康如何？

脾气暴躁或哭泣的婴儿和不眠之夜会迅速消耗你的精力，当你存在其他健康问题时更是如此。定期离开照料婴儿的工作，确保足够的休息能够帮助你很好地保存体力。

■ 你有照顾孩子的经验吗？

宝宝从高高兴兴到令人心碎的哭叫，这种转换无须任何理由，只需几秒钟的时间。如果你从未照料过小孩子，当你开始当妈妈的时候，你会经常觉得事情超出你能控制的范围。经常和其他带孩子的母亲相处能让你对自己照料婴儿的能力更加自信。

■ 对你和你的伴侣而言，为人父母是第一位的吗？

妊娠以及宝宝的到来显而易见地会影响到你和伴侣相处的时间。如果你们其中一人对于成为父母这件事稍有迟疑，宝宝就有可能成为争执的焦点。来自家庭及好友们的可信赖而灵活的照顾方案，能让你们的关系仍然保持在正常的轨道上。

■ 你有多少精力能够投入到工作中？

养育孩子就如同做兼职。如果你现有的工作压力很大并占用很多时间，你可能会发现没有足够的时间和精力同时将两份工作做好。请仔细考虑如何调整你的工作以便能够同时照顾宝宝。

■ 休闲生活能接纳你的宝宝吗？

宝宝需要定时喂哺，定时更换尿布，并需要在一个安全的地方睡觉。如果滑雪、划船、参观艺术博物馆或者听演讲是你最为钟爱的活动，那么你就需要调整自己的爱好，并找到一个靠谱的保姆以便帮助你很好地平衡社交活动，以及与宝宝在一起的时光。

■ 为人父母，你在财政上准备好了吗？

你和你的伴侣需要考虑养育孩子的花销，比如婴儿护理、衣服、玩具和其他配套工具（比如推车和汽车安全座椅的费用等），需要制订宝宝出生后的财务预算。咨询有孩子的父母以便获得详细信息。

他们不能告诉你他们的需求，而这会让你觉得迷惑和失控，如果你平时以有计划性且效率颇高为傲，那么你通常很难享受这一过程。婴儿需要关注的时间往往很长。如果他们饿了或者不舒服，或者他们单纯地只需要拥抱，你要猜到他们的需求并给予满足，他们才会停止哭泣。婴儿在相当长的一段时间内会成为你的一切，而这会显著影响你的伴侣关系、你的工作，并对你自认为是"一个有能力的独立女性"这种观念造成极大的动摇。

当然，通常情况下，那些生命中需要最多关注的往往也会给我们带来无与伦比的满足感，会让我们的生命变得更加丰满。你的小婴儿不会将你的世界搞得一团糟，他会让你探知自己养育下一代的无限能力。婴儿会用爱来回报你，让你感觉到自己是世界上最特别的人。做妈妈可能是世界上最好的工作。即使是在为人父母最无助的时刻，宝宝的笑脸会让你立刻忘记自己的筋疲力尽，以及你时常想念的和朋友在一起的美好时光。

孕前准备

对于成熟女性而言，身体和情绪上的充分准备必不可少，因为身体及情绪会直接影响你的生殖能力、你在妊娠期间的良好状态以及宝宝的健康。妊娠时，你的身体首先要满足宝宝的需求而非你身体的需求，所以妊娠前将身体及情绪提升到最佳状态能够防止妊娠期的力量消耗，并加速产后恢复。

你的人际关系

生育能力随年龄而降低，对于年长伴侣而言，备孕时间则会延长（请参阅第24～25页）。不要让数月的等待令你和你的伴侣感觉沮丧，甚至进一步影响到伴侣关系。对于备孕时间的正确估计尤为重要，这样能确保你们情绪饱满，充满希望。

照顾你自己

计算排卵期和等待下一次月经的到来可能会让你感到筋疲力尽。有一些方式能够帮助你及你的伴侣维持平静。

制订月计划　等待时间可能长达数月，你和你的伴侣需要制订一个双方都能接受的月计划。最好只使用一种最为自然和简单的方法来检测你的排卵期。一些女性使用体温/阴道黏液法，另一些则用计算机的排卵计算器，并把日期记录在每日日程上（请参阅第24～25页）。

> 确保你的伴侣在你生命中
> 扮演重要角色。

坚持只使用一种方法。每次使用数种方法反而会过多地占用备孕时间。

寻找感情支持　在数次尝试妊娠的努力失败之后，失望和不满充斥于脑海中，你会怀疑你究竟是否能够妊娠。和有同样经历或正在备孕中的女性分享这一切，从中得到的建议和支持能帮助你重塑信心。在互联网或者你所在的社区能够找到为35岁以上女性服务的互助小组。或者考虑去和一位专业人士聊一聊。

成为"父母"团队

你的伴侣对成为父母这件事有他的希望和恐惧。传统意义上，母亲是照顾孩子的首选，特别是在婴儿时期，很多男性害怕他们妻子的爱会完全给予宝宝。你们需要进行沟通，分享彼此的感觉，毕竟伴侣关系非常重要，你们不应该在尝试增加家庭成员时忽略这一点。

为人父母的付出　在理想世界中，伴侣双方对备孕及妊娠过程中的付出应该是均等的。但是有些时候需要付出较多的一方做让步来使得不情愿的另一方投入更多的精力和时间。如果你能寻求家庭其他成员的帮助或让他定期与朋友们一起消磨一个晚上，你的伴侣会感觉更愉快。

配合进行计划性爱　如果你患有某种疾病或者妊娠有困难时，你往往需要决定何时何地进行性爱，以获得最大的妊娠机会。不要让计划性爱这个念头困扰你的伴侣关系。"性爱约会"听起来更有趣。给他的日记本或口袋里留张小纸条。更关心你的伴侣而非每日烦恼。记住，你不应该限制自己仅仅在排卵期做爱。当性爱进行时，你和伴侣的愉悦感受要比准备妊娠这件事重要得多。

每月的等待时间　每月等待月经是否来潮，承受又一次"没怀上"的打击会让你感觉痛苦。当你不再试图妊娠时，给自己计划一个生育假期。制定一个数月的周期（通常每隔4～6个月），让自己不再总想着妊娠。你可以计划数周的离家旅行，让自己充分休息。

只有你自己

单亲妈妈会让一些人感到惊讶——做个开路先锋可不容易。你需要选择辅助生殖或者决定不嫁给你孩子的父亲。但你不是孤单一个人。越来越多的女性决定不为了孩子而进入不完美的家庭生活。她们仍然能够和自己的孩子建立亲密联系。良好的支持网络尤为重要。这一网络应该包括充满同情心并有相当能力的医疗团队，能够对你的问题提供清晰且富有哲理的应答。与其他单亲妈妈分享沮丧心情，在面临相似问题时交换建议也很有用。

社区也对单亲妈妈提供支持。相关信息可以在互联网及大医院找到。妇幼保健医院和分娩顾问经常会发布小型支持会的消息，可以尝试找到适合你的支持会。

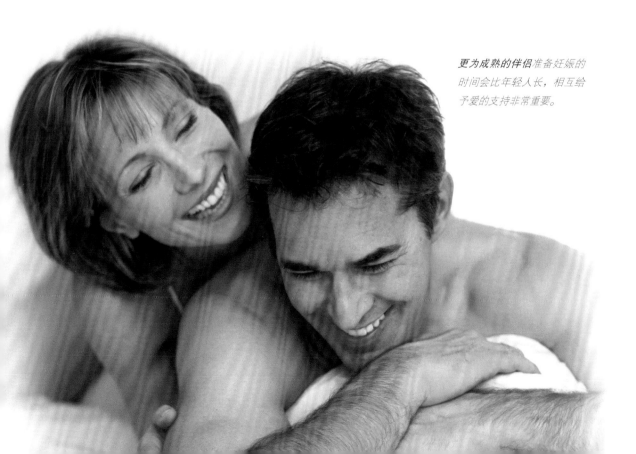

*更为成熟的伴侣*准备妊娠的时间会比年轻人长，相互给予爱的支持非常重要。

你的事业

妊娠和成为母亲都会对你的工作、事业发展、工作与生活的平衡及财务状况产生显著的影响。因此，在妊娠前，作为一名职业女性，你需要意识到即将到来的改变并计划好自己的未来。

妊娠给身体带来的影响

无论你的身材有多好，妊娠所带来的身体上的改变会强迫你一切慢慢来，在妊娠早期及晚期尤为如此。对于大多数女性而言，妊娠最常见的抱怨是没完没了的疲倦感。你再也不能像没妊娠时那样连续工作数小时，或者不能持续同样强度的工作。如果你的工作非常重要，这样的状态会让你感觉很崩溃。同样，随着妊娠期增长，你不得不花费更多的时间去进行越来越密集的妊娠期检查。你需要认识到的事实是，你需要做好放慢工作节奏的准备。

但是，没有任何理由让你感觉你无法继续高效地工作了。

妊娠期的并发症，比如高血压，在年龄超过35岁的女性身上更为常见。如果需要进行剖宫产手术，你需要比年轻女性更早停止工作。

你的环境　如果你的工作需要你暴露在可能对胎儿有害的化学环境中（请参阅第20～21页），你需要在计划妊娠前与人力资源部门商谈妊娠时更换工作的问题。如果你不想和你的上司讨论这个问

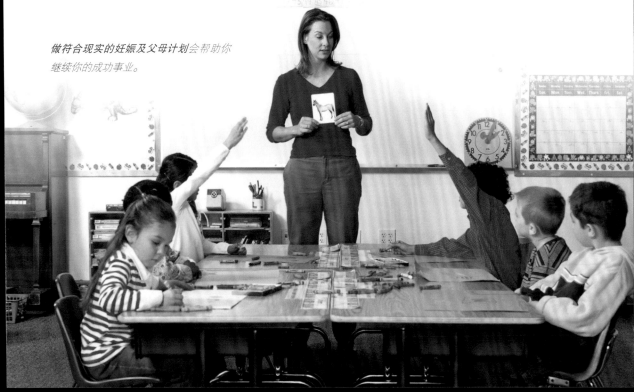

*做符合现实的妊娠及父母计划*会帮助你继续你的成功事业。

产假

在英国，女性享有最多26周的假期，这个假期的休假时间不得早于预产期前11周。在这段时间内，女性能够获得法定妊娠期工资。一些公司会有更多的福利，你需要联系人力资源部门以获得更详细的有关雇佣关系的说明。

法定妊娠期工资　你的雇主需要负担26周的工资。如果你有资格获得法定妊娠期工资，法定妊娠期工资包括你6周平均工资的90％，20周政府规定的工资水平（2004年此工资水平为每周102英镑）。那些没有资格的女性会获得妊娠期补贴而非妊娠期工资，每周102英镑，共26周。

父母假　除了法定的产假（以及陪产假）以外，在孩子未满5岁之前，父母可以获得最多13周的无薪假期。你需要在同一职位工作1年以上才能获得此项资格。

题，请从有过类似经历的同事那里获取建议。

事业发展

确保自己充分认识到为人父母会对你的工作产生怎样的影响。要为即将面临的在完全不同且会产生冲突的两种生活方式间切换做好充足的准备。只要做好计划、做好准备，你就不会因为自己要成为母亲而无法获得良好的事业发展。寻找某种事例可以给你启发，并帮助你在复杂的生活方式间自如切换。听从成功女性的建议，让自己在面对挑战时拥有更大胜算而不会落入陷阱之中。

家庭友好型公司　一些公司有比较灵活的产假安排政策，提供婴儿护理（在工作地点提供婴儿护理服务或者提供资金支持），当你休完产假后将考虑灵活的工作安排。如果你发现你的上司没有这些家庭友好政策，你（或者你的伴侣）可能需要考虑寻找另一份能够提供灵活安排的工作。但是，请牢记这些额外的生育福利需要你为公司工作一段时间之后才能享受。

工作和家庭的平衡

很多女性发现，当需要照顾孩子时，尽管事实上伴侣双方都有全职工作，她们仍需要回归到女性肩负更多责任的传统角色中去。因此，考虑到未来孩子会改变你们的生活，现在要和你的伴侣协商如何分担家庭责任的问题。

保持平衡　和你的伴侣一起讨论实际问题，你们对于为人父母及养育孩子的期待有哪些，如何在拥有各自事业的同时安排好家庭生活。可能对于其中一方是时候考虑暂停工作照顾孩子，或是兼职工作，利用闲暇时间照顾孩子。可能其中一方的雇主能够提供灵活的工作方式，从而让他有时间照顾孩子。

你也许会希望划分出谁对哪个部分负有相应的责任：早晨送宝宝去护理中心、夜间喂养和洗澡安排；谁为宝宝出生后的常规检查请假，如果宝宝生病超过一周，谁来请假照顾他。在宝宝出生之前讨论这些事情，以便了解未来将发生什么以及自己应该怎么做。而这也会让你计划好如何安排工作时间之外的生活，而不放弃对自己事业的掌控。

孕前医疗护理

即使你认为自己是健康的，在准备妊娠前也最好考虑去看一次医生。你的医生会利用这次机会检查任何潜在的健康问题，并了解你在服用的每一种药物。你可以咨询医生如何做到健康膳食，并服用任何必需的维生素补充药物。

通常，备孕前的检查目的是确保你服用的每一种药物在妊娠期间是安全的，如果药物是不安全的，那么就需要更换成安全的药物。需要与你的医生讨论、比较停止服药的危害和继续服用药物可能给胎儿发育带来的影响。很多女性出于对药物危害的恐惧而停止服用药物，但事实上停用药物会给女性身体带来更大的损害，因此也会给胎儿健康带来影响。做检查的另一个原因是判断你的家庭成员或伴侣是否有严重的基因异常性疾病。在很多情况下，你可以通过一系列检查获知你的宝宝有无此项风险。

备孕前检查的重点是获得更多的专业知识。你的医生往往会问你很多问题或者让你填一份详细的健康表格。

基本检查

经由家庭医生进行基本的身体检查是个好主意。在此次就医

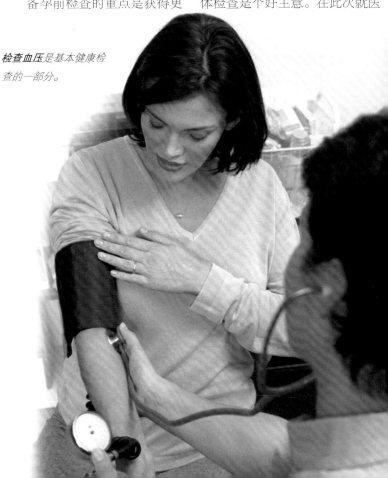

*检查血压*是基本健康检查的一部分。

获取信息

不是所有人都需要孕前检查，但你可以从中收获甚多。你会获得以下信息：

■ 你所罹患疾病对妊娠可能产生的影响。

■ 你是否需要更换现在服用的药物。

■ 你的孩子是否存在罹患基因异常疾病的风险，如果存在该风险，你需要做哪些检测。

■ 服用叶酸（请参阅第22页），叶酸能使胎儿降低罹患神经管畸形的概率。

过程中，你能够检查血压，接受需要的免疫接种，确保你没有贫血，并检查甲状腺。如果你还没做过宫颈涂片，你需要做一下。如果妊娠的时候再发现任何异常的问题，那么到时能够选择的解决办法会非常有限。

免疫学检查　进行血清免疫学检查发现是否已经对风疹病毒（德国麻疹）免疫也是个好主意。在妊娠期间被感染有可能给你的宝宝带来伤害。如果你还没有对风疹免疫，在妊娠前接种疫苗可以很好地保护你和你的宝宝。在接种之后需要间隔3个月再考虑妊娠。风疹病毒感染有可能导致胎儿的出生缺陷，如耳聋、心脏问题、白内障、甚至胎死宫内。

感染疾病检查　你也许会考虑做可能会对妊娠或体内胎儿有影响的感染性疾病的筛查。在做辅助生育检查前或者对所有有高危风险的女性（吸毒者及她们的伴侣），检查艾滋病和乙型肝炎是需要进行的常规检查。在妊娠早期，大多数妊娠期检查门诊都要求进行此项检查。对于其他感染性疾病的检查不是必需的，比

如疱疹和丙型肝炎。有些医生会建议做弓形虫病的免疫学检查（在处理猫的排泄物或接触花园土壤时被感染的疾病）。如果你仍旧没有获得免疫，就要注意避免接触猫的排泄物。如果实在无法避免，请戴上手套。

遗传学咨询

如果你的家庭或者你伴侣的家庭中有任何遗传疾病病史，如汉丁顿舞蹈症，你就需要去遗传学家处就诊。

遗传学家能够帮助你了解你的宝宝罹患遗传疾病的风险，以及哪些检查是可以应用的。很多伴侣被建议进行羊水穿刺或者绒毛膜活检（CVS，请参阅第58～59页），但在某些情况下，你们也会考虑一项叫作移植前基因诊断的新技术，此项技术是在试管婴儿的胚胎阶段对胚胎进行选择，从而将健康的胚胎移植到子宫中。

以下疾病需要进行遗传学咨询：

■德裔犹太人：有较高风险患家族性黑蒙性痴呆症、卡纳万病（海绵状脑白质营养不良症）、囊性纤维化和其他疾病。

■非裔美国人：有患镰状细胞性贫血的风险。

■地中海后裔：有患β-地中海贫血的风险。

■东南亚人：有患α-地中海贫血的风险。

饮食和营养

想要妊娠，吃得健康非常重要（请参阅第22～23页）。你需要每日服用叶酸片（400微克/日），降低宝宝罹患神经管畸形的风险（请参阅第22页）。如果你有体重问题，你需要在妊娠前解决这一问题。

高风险疾病

一些疾病会对你妊娠成功的概率产生影响，还可能对你或宝宝的健康造成一定危害。如果你患有以下任何一种疾病，请务必在准备妊娠前咨询医生。请参阅第18～19页以获得更多信息。

■糖尿病

■甲状腺疾病

■系统性红斑狼疮

■高血压

■癫痫

■哮喘

■贫血

■丙型肝炎或艾滋病

■肥胖、消瘦或进食障碍

已知健康状况

在备孕前的医学检查中，你需要和医生对现有疾病进行讨论，有些可能会影响生育能力或因为妊娠对疾病本身产生影响。一些情况需要额外的监控或者你需要更换药物。

糖尿病

如果你在孕前患有糖尿病，需要在孕前及妊娠期接受特别护理以确保血糖控制在正常水平。空腹血糖需控制在低于5毫摩尔/升，餐后2小时血糖需控制在低于7.8毫摩尔/升。如果你能坚持做到良好地控制血糖，就能最大限度地保证你和宝宝的健康。如果你患糖尿病许多年，往往会有更大的可能出现妊娠期并发症，比如先兆子痫（请参阅第113页）。任何与糖尿病相关的眼部问题也会更加严重。在受孕时过高的血糖可能会对宝宝的生长发育造成伤害，所以在备孕时就控制好血糖水平尤为重要。妊娠早期最有可能出现流产、神经管开放畸形、先天性心脏病等主要的出生缺陷。妊娠期的高血糖水平会推迟胎儿肺部发育，在胎儿出生后导致一系列呼吸问题。

在妊娠期要尽早进行神经管畸形的筛查，一般通过血液学或超声检查来进行检查。如果你一直使用口服药物控制血糖，最好在备孕时更换为胰岛素，因为胰岛素不会通过血液循环进入胎盘影响胎儿的血糖。继续控制血糖至关重要。在妊娠早期检查视力及肾功能也是必需的。自28周起，你的产科医生也许会开始建议安排额外的超声检查检查胎儿发育。一般每间隔4周检查一次，但也许会更加频繁。

系统性红斑狼疮

患该疾病的女性有可能顺利妊娠，但最好的策略是在疾病得到完全控制之后再考虑妊娠。大多数红斑狼疮治疗药物在妊娠期服用是安全的——活跃的红斑狼疮给胎儿带来的风险远大于药物可能带来的风险。

患系统性红斑狼疮时流产或胎儿发育迟缓的风险增加。80个新生儿中会有1个在出生时患心脏疾病。血清免疫学检查筛查有无抗磷脂抗体综合征。如患有该综合征，则凝血功能出现异常的可能性增加，而凝血功能异常

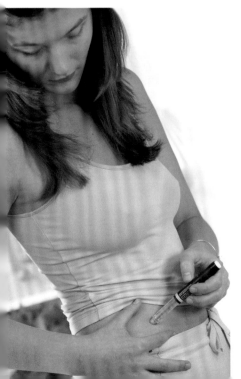

胰岛素注射在妊娠期是非常安全的，对于控制血糖至关重要。

可能会影响宝宝的健康。如果你在妊娠期间患有抗磷脂抗体综合征，需要接受保持血液稀释的药物注射，防止血栓发生。

你的医生可能会自32周开始对胎儿进行额外的检查。你需要进行规律的超声检测以检查胎儿的发育状况，提前进行引产也是有可能的。

癫痫

大多数抗癫痫药物都会增加胎儿畸形的发生率。为降低风险，建议你与你的神经科医生协商减少药物的种类和剂量，同时还能够控制癫痫发作，但是药物改变有可能影响你的驾驶能力。如果你一直在服用抗癫痫药物，你需要在妊娠第15周时检查胎儿是否有神经管畸形，准备在第20～22周进行详细的超声检查。

甲状腺功能低下

在妊娠期的前半段，身体对甲状腺激素的需求急速增加。这种增加早在你妊娠1周后就已经开始了。当你知道自己已经妊娠后，应尽快去看医生并检查甲状腺功能。在美国，通常建议女

性直接将其左甲状腺素的剂量增加1/3。

甲状腺功能在妊娠期需要检查3～4次，根据结果调整用药剂量。对于甲状腺功能低下的妊娠期治疗非常重要，即使是临界的甲状腺功能水平也有可能影响胎儿的神经系统发育。建议对超过35岁，患有任何免疫系统疾病如系统性红斑狼疮、糖尿病或存在甲状腺疾病家族史的女性进行甲状腺功能筛查。

肥胖

如果你过于肥胖（体重指数超过30），那么你极有可能在妊娠过程中出现问题（包括流产），一些可能是未被发现的糖尿病所导致。或者在妊娠期间出现糖尿病或高血压。肥胖女性通常有较高概率出现并发症，并需要进行剖宫产手术。

高血压

如果你妊娠前患有高血压，请在妊娠期咨询医生。一些用于治疗高血压的药物在妊娠期需要避免使用，你的医生会确保使用的药物类型是安全的。如果你患有如先兆子痫等并发症的风险

（请参阅第113页）。在妊娠早期需要检查肾功能，如果在随后妊娠过程中出现尿蛋白，妊娠前的肾功能可以作为参考。你的医生会建议增加监控胎儿的次数。整个妊娠期坚持服用降压药物非常重要——因为高血压会导致胎盘早剥，对胎儿造成伤害。

抑郁

女性由于妊娠期的紧张情绪及体内激素水平的变化，抑郁的症状在妊娠期间往往会加重，因此，最好不要在没有医嘱的情况下突然停止服用抗抑郁药物。5-羟色胺再摄取抑制剂（SSRIs）如氟西汀和舍曲林可以在妊娠期继续服用。

你的医生在做任何更换药物的决定前需要就你的精神状态与你的精神科医生进行紧密沟通。

粉刺

粉刺在妊娠期间会加重。在受孕前，咨询医生你正在使用的药物的安全性。异维A酸会导致严重的出生缺陷，任何服用此药物的女性需要使用可靠的避孕手段。在向你的产科医生咨询前，不要因粉刺而服用任何抗生素。

环境风险

　　无论是你所吃的食物或者接触的污染源如吸烟，任何我们生存其中的环境都可能影响你的身体，也可能影响你的宝宝。因此在受孕前或受孕时注意平日生活对你妊娠和对宝宝身体健康可能产生的影响非常重要。

　　在很多案例中，科学家还没有就环境因素对人类受孕能力的影响进行详细的研究。其中的一个原因是很难从其他导致低生育能力的危险因素中单列出一个危险因素，如接触杀虫剂。但是，避免接触特定的已知危险是明智的。

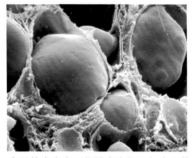

卵子的发育有可能被毒素如吸烟产生的气雾所阻碍。这张高显图中显示了卵子在卵巢中的成熟过程。

食物和酒精

　　一些食物具有潜在风险，主要是因为被那些导致疾病的污染物（水银）或微生物（李斯特氏菌）所污染。关于这些内容会在第48～49页进行详细的介绍。咖啡和酒精摄入也可能对生育能力造成影响。

　　咖啡　喝咖啡不会降低你妊娠的概率，除非你喝得很多。每日喝超过5杯咖啡会轻度降低你的受孕能力。尝试限制每日咖啡因的摄入量在250毫克～300毫克。每杯咖啡中平均含有90毫克的咖啡因。谨记茶和其他的软饮料中也含有咖啡因。

　　准备妊娠时是对你生活中环境风险进行评估的最理想时间。

　　酒精　每周饮用超过8杯酒精饮料会在一定程度上降低生育能力。随意小酌不会对受孕能力造成显著的影响。但是最好不要放纵狂饮，这样即使你已经妊娠也不用过于担心你的宝宝可能会受到影响。

吸烟

　　吸烟会显著降低生育能力。大概有13%的不孕是吸烟造成的。吸烟同样会降低胎儿能够接收到的氧气总量。

　　吸烟会让女性的绝经年龄提前，因为烟草会造成卵巢中未成熟的卵子损耗。不幸的是，应用辅助生殖技术有时也不能治疗吸烟者的不孕症，因为吸烟会永久地影响卵巢对生殖治疗的反应能力。大麻同样会降低生育能力，在和酒精一起使用时尤甚。

在妊娠前停止吸烟是最好的选择。

X射线和放射线

常规X射线检查的放射线剂量不会对未来的受孕能力产生影响。但是，因癌症接受盆腔放疗的女性会出现不孕的问题。任何一次性诊断用X射线产生的放射线水平都不会增加流产风险；但是如果你在备孕，请在进行检查前告知放射技师，这样你的子宫会被屏蔽，不会受到辐射影响。

感染性疾病

一些感染性疾病会增加流产的风险。常见的感染，如病毒性流感或普通感冒不会增加风险。水痘和麻疹则可能会在受孕时或妊娠期间造成流产。如果你不知道自己是否患有这些感染性疾病，那么就让你的医生进行检查，看你是否已经产生了免疫力。如果需要的话，应在妊娠前接受疫苗接种。如果你已经妊娠或者处在备孕阶段，不建议接种麻疹疫苗。

年龄超过35岁的女性一般已对细小病毒和弓形虫产生免疫。

什么是安全的，什么是不安全的？

■ 杀虫剂是否对胎儿有不良影响？

一些研究系统地阐述了生育能力和暴露在杀虫剂环境之间的关系。但是，在备孕期间购买有机培育的蔬菜或者仔细清洗水果和蔬菜更有意义。在你料理花园时少使用杀虫剂和除草剂。

■ 被动吸烟对我的宝宝是否会造成危险？

与长期暴露在二手烟环境中相比，偶尔的二手烟对生育能力和妊娠的影响实际上是很小的。建议避免在酒吧或俱乐部这种封闭且二手烟浓度过高的地方停留，在家里时，也建议家人不要吸烟。另外，二手烟也会加重妊娠期的恶心、呕吐症状。

■ 水银中毒的风险是怎样的？

体内过高的水银水平会降低生育能力并损害胎儿的生长发育。很多水银来源于我们所吃的特定种类的鱼。英国食品安全局建议孕妇或正在备孕中的女性避免食用鲨鱼、马龙鱼和箭鱼，因为这些鱼类含有较高浓度的水银。你还需要限制食用金枪鱼的数量，每周不要食用超过2次的金枪鱼排或4份中等分量的金枪鱼罐头。水银会在身体内停留很长时间，所以在妊娠前6个月就要开始控制食用这些鱼类的数量。

■ 我需要避免接触微波炉和电脑吗？

到目前为止，没有任何研究证明低生育率或流产与微波炉和电脑有关。通过这些设备释放的辐射是非常小的——少于很多自然放射源，如日光辐射。微波甚至不能穿过皮肤1英寸（约为2.54厘米）深。

■ 使用染发剂安全吗？

当你使用染发剂时，非常少的染发剂能够被皮肤吸收，因此对生育能力影响甚微。

■ 还需要避免接触其他的化学物质吗？

气味强烈的化学物质，如染料、溶剂和清洁剂，在妊娠或备孕期间最好避免接触。如果你不能避免接触这些化学物质，你要确保自己戴着手套、面罩并穿着保护性衣物，在通风的区域内工作。

对这两种疾病无可用疫苗，在妊娠前进行检查是不推荐的。当你准备妊娠时（妊娠期间）可以让你的伴侣帮助你清理猫的排泄物，或在处理完生肉后仔细洗手来降低弓形虫感染的风险。

营养和锻炼

在备孕期间保持均衡的营养，并进行有针对性的运动能够改善你的身体和情绪健康。对于成熟的准父母而言，增加备孕期和妊娠期间的资源能够更好地帮助你顺利地度过妊娠、分娩过程。

最大限度地保持健康和体态会让你在妊娠期和分娩过程中一切顺利。保持体态最好的时间是在妊娠前，健康的饮食习惯和规律锻炼会让你在之后的日子里获得更多的回报。

吃好饭

健康饮食能够保持你的健康，对维持体内的激素水平产生积极的影响，而你的身体会在最健康的状态下提高受孕可能。进食新鲜的饭菜能够提供身体所需要的所有营养物质。食物中应该包括不同种类——红肉和鱼类，麦片和谷物，水果和蔬菜。每日食物中减少精加工食品、速食和精加工糖类。食用不饱和脂肪酸多于饱和脂肪酸，规律进食适量的碳水化合物。选择那些复合碳水化合物（如全麦、豆类、蔬菜和水果），而不是简单或迅速释

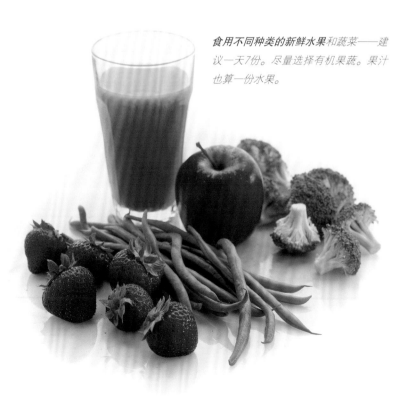

*食用不同种类的新鲜水果*和蔬菜——建议一天7份。尽量选择有机果蔬。果汁也算一份水果。

叶酸

叶酸是一种在备孕期间非常重要的营养素。虽然天然叶酸存在于一些食物中，但仍旧推荐女性在备孕期间服用补充剂量的叶酸，以确保摄入妊娠所需的足够剂量。

叶酸能够降低发生神经管畸形的风险，神经管畸形是一种影响大脑和脊椎神经的先天疾病，通常在受孕成功后的28天内发生，而在此期间女性往往并没有意识到自己已经怀孕了。所以，确保备孕前你摄入足够剂量的叶酸能够减少70%神经管畸形的风险。

■ 在妊娠前3个月开始服用叶酸。

■ 推荐剂量是0.4毫克/日。

■ 每日增加食用富含叶酸的两份水果和蔬菜，比如木瓜和芦笋。面包、谷物和早餐燕麦都富含叶酸。

放的碳水化合物（如精加工的白面和糖，它们只会提供大量热量而非营养素）。

食物中的纤维素是健康饮食中非常重要的一部分，而规律进食蛋白质是必要的。不要低估水的重要性——每天至少要喝6杯水。

你的体重

你的孕前体重影响妊娠期的身体状态和宝宝的出生体重。

无论男女，过于肥胖都会降低生育能力。另外，超重的女性更可能出现流产或者在妊娠期出现并发症，如妊娠期糖尿病和高血压。在分娩过程中也更有可能出现问题。

体重过轻同样会带来问题。体重过轻的女性经常无法规律排卵，而这会降低她们的受孕能力。她们也更容易生出低出生体重儿。最好在受孕前就进行一些调整——你的健康状态会得到改善，而妊娠过程则会变得更加顺利。

健身计划

健身在受孕前后带给你的好处很多，可以列出一份长长的

你能过量运动吗？

中等程度的锻炼不会降低你的受孕机会或出现流产的风险。但是，女性竞技运动员容易出现不规律的排卵或根本不排卵。因此，如果你进行高强度持续数小时的活动，你需要对每月的排卵情况进行特别评估（请参阅第24页）。如果你发现自己能排卵，专业训练不会降低你的受孕概率。

清单。良好的身体状态、体重控制、优美体形、情绪调整和降低压力，这些对于准备生育的伴侣非常重要。身体健康的女性在妊娠期间出现大龄女性常见的并发症如高血压和糖尿病的概率也会降低，分娩和产后恢复也会容易一些。

开始锻炼计划　在妊娠早期出现的频繁倦怠会让你的锻炼计划实施起来比非妊娠期困难得多。因此，开始锻炼的时间最好就是现在。如果你超重或者患有糖尿病，建议先咨询你的家庭医生。

理想的锻炼计划包括有氧运动、力量训练和放松训练。这三项结合在一起会带来非常好的效果。

有氧运动　像走路、游泳和骑单车等活动能改善你的呼吸系统和循环系统的功能。还能保持

情绪稳定和良好睡眠。

为了保证有氧运动有效，需要进行至少30分钟和适当增加心率的运动。最简单的获知你是否达到有效心率的方法是检测你能否控制自己的呼吸。如果你能在运动期间和健身同伴继续聊天，那么这时的运动量适合你身体需要的强度。你也可以使用心率监测仪来监测心率。

力量训练　如举重训练和普拉提运动能增强肌肉强度。腹部肌肉训练能够预防妊娠期腰痛，对你今后的生活同样有帮助。

放松训练　拉伸通过放松肌肉、增加身体柔韧度达到防止受伤的目的。放松训练同样能降低身体酸痛感，经常进行深呼吸、放松及建立良好的血液循环有助于减压。瑜伽和舞蹈都是非常好的放松方式。

了解你的生育能力

年龄会显著地影响生育能力。女性生育能力在35岁之后开始逐渐降低，具体体现在若干因素上，如卵子的数量及健康程度降低，患有慢性疾病如糖尿病的可能性增加，同房次数减少。对生育能力的了解有助于最大限度地改善你的受孕机会。

统计数据提供的关于你身体健康和生活方式的假设不一定和你的个人状况相符。因此，你应接受自己需要更多的时间受孕的事实，最好预估你在1年左右的时间内受孕，然后据此制订一个详细的方案。

大多数伴侣在无保护性生活后1年内成功受孕。但是，计划精确的性生活能让你们的受孕速度提高1倍。计划性生活需要在月经周期中找到最可能的排卵时间，并在这段时间内进行性生活。

预测排卵

有不同方式监测你的受孕日期（或你的排卵期）。寻找到一种适合你的方式并坚持监测。

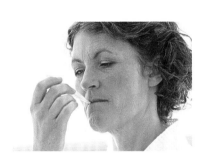

测量基础体温 *月经周期中的基础体温变化能够帮助预计排卵日。基础体温温度计能够监测体温的微小变化。*

月经周期监测和排卵期计算器　以上两种方法都能根据月经周期（通常是28～30天）检测到你的排卵日期。寻找排卵期，要从月经周期中扣除14天（比如说，你的月经周期是从月经周期的第一天到下一次月经来潮，一共30天，下次月经来潮前的第14～16天是你最有可能怀孕的那几天。

排卵期计算器也是根据这个原理工作的，只不过它们会帮你进行相关的计算。月经周期监测对于周期少于21天或多于35天的排卵期计算是不可靠的。但有时对于周期为规律的28天的女性也不是最完美的计算方法。

最佳受孕方式

调整性生活的时间、方式能在一定程度上增加妊娠的概率。

■ **次数**　寻求进行性生活次数的建议。一些专家建议在最有可能是排卵期的6天中的4天进行性生活，另一些专家则建议每隔2天或3天进行性生活。但是每天都进行性生活或不够频繁的性生活（少于每隔10～14天）可能会降低精子数量。

■ **体位**　一些专家建议女性在性生活后平卧20分钟，减少精液从阴道内的流出，但是没有任何证据表明此种行为能够增加受孕的概率。

■ **享受性生活**　那些能够在性生活中达到高潮的女性更容易受孕——高潮会使得阴道和子宫蠕动，帮助精子游动进入子宫和输卵管。

基础体温　休息时的体温称为基础体温，在排卵后上升0.3 ℃左右（0.5℉）。使用基础体温计能够精确监测到体温变化。基础体温监测要在每天早上你醒来之后的同一时间进行。坚持记录3～4个月，你就能够获知你的排卵模式，并预测接下来的排卵期。

宫颈黏液　宫颈黏液性质和颜色在月经周期中会发生变化（请参阅右图）。当你处于月经周期的中期时，宫颈黏液会改变通常的不透明和黏稠状态。在你容易受孕的日子里，宫颈黏液会变得透明、平滑和有弹性。想要检测宫颈黏液，首先用你的中指从阴道内收集一些分泌物，如果黏液是透明且在你的拇指和中指之间拉伸成细长丝状，则提示你处于排卵期。

排卵期预测盒　此项测试可检测排卵前2～3天出现的黄体生成素（LH）的升高。你需要计算出最有可能受孕的那几天，然后在这几天前后每天都检测黄体生成素水平。每次检测都能提供一个阳性或阴性的结果。预测盒价格昂贵并且不见得每次都是可靠的。

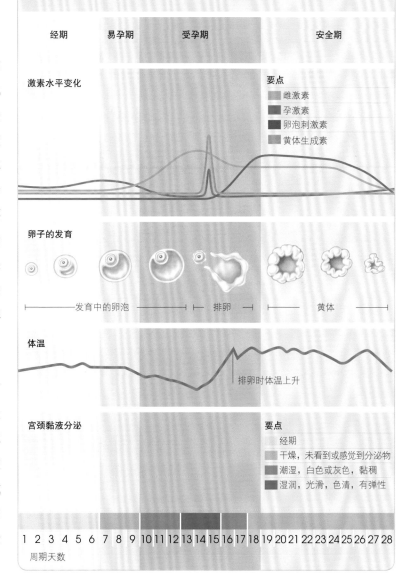

月经周期中的变化

月经周期是体内各种激素相互作用的结果。卵泡刺激素（FSH）水平的升高刺激卵巢中的卵泡向成熟方向发展，同时促使身体产生更多的雌激素。而黄体生成素的升高使得成熟卵泡从卵巢中排出，使得基础体温开始上升。在月经周期的第二阶段（排卵后），孕激素（由卵泡自身产生）阻断黄体生成素和卵泡刺激素的产生，并持续增加子宫内膜的厚度，准备好接受受精卵的着床。宫颈分泌物在此期间也会发生变化。

经期　易孕期　受孕期　安全期

激素水平变化

要点
雌激素
孕激素
卵泡刺激素
黄体生成素

卵子的发育

发育中的卵泡　排卵　黄体

体温

排卵时体温上升

宫颈黏液分泌

要点
经期
干燥，未看到或感觉到分泌物
潮湿，白色或灰色，黏稠
湿润，光滑，色清，有弹性

1 2 3 4 5 6 7 8 9 10 11 12 13 14 15 16 17 18 19 20 21 22 23 24 25 26 27 28
周期天数

受孕问题

　　随着年龄的增长，需要更长的时间受孕是非常正常的。与自然受孕需要等待很长时间相比，如果你在6个月内仍旧没能自然受孕，采取一些医疗手段帮助你受孕是值得的，虽然有时要超过12个月无法受孕，你才会被转到妇产科专科医生那里去。

　　事实是，生育能力随年龄增长而减退，超过35岁的女性与更加年轻的女性相比，在准备受孕过程中更加容易出现各种各样的问题。但是，超过35岁并不意味着你不能通过妊娠成为母亲，只不过在大多数情况下需要更长的时间。生育能力随年龄减退可能与几种因素有关。首先，由于染色体问题导致的未察觉的流产风险增加。不规律或者推迟的月经周期可能表明出现了非常早期的流产。其次，年龄会影响子宫的功能。比如大龄女性更容易患子宫肌瘤（子宫肌层的异常增生），而这有可能降低受精卵顺利着床的机会。

为成功妊娠做准备

　　即使你尚未受孕，但其实仍旧有妊娠的可能。只有1%的伴侣最终被认定为没有生育能力，也就是说他们终生不可能孕育。如果你已经尝试了数月时间但仍旧没能妊娠，那么你需要重新评估你的生活习惯和预测排卵，但是在寻求专业建议前不要等得太久。

　　重新预测排卵　计划充分的性生活能够显著提高受孕机会。但是，成功妊娠取决于你能否正确地预测排卵期（请参阅第24～25页）。

　　保持健康的生活方式　生活方式可能对你的生育能力只有非常小的影响。但是，如果你的确

理解受孕过程

　　当成熟的卵子从卵巢中释放时，卵子会经过输卵管进入子宫。受精过程，也就是很多互相竞争的精子中的一个进入卵子，这个过程往往发生在输卵管中。此时，精子的核（中心部分）会与卵子的核融合。受精卵会分裂成2个细胞，然后是4个细胞，随后是8个细胞以及更多。受精卵会在受精后5～7天在子宫内着床。

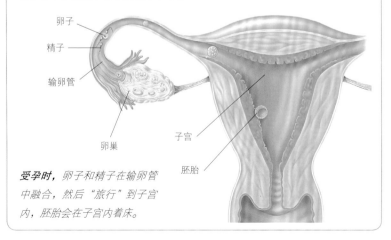

卵子
精子
输卵管
卵巢
子宫
胚胎

受孕时，卵子和精子在输卵管中融合，然后"旅行"到子宫内，胚胎会在子宫内着床。

存在受孕问题，你会希望消除任何不利因素的影响从而使妊娠机会最大化。检查你的咖啡因和酒精摄入量，确保你受到的影响最小化。为了保证你的精神饱满而非增强生育能力，你同样需要降低你的紧张程度。继续参加有规律的锻炼项目能够带来帮助。拥有健康的饮食方式能够保障你拥有良好的健康状态（请参阅第22～23页）。从拥有强烈改变的意愿到回到旧有生活模式中去往往非常容易。关注那些你能够做到并且伴侣双方能够互相鼓励共同做到的改变，保证你每天的承诺都能够实现。

何时寻求帮助

家庭医生对于准父母的年龄是非常谨慎的，对于年龄小于30岁的女性而言，尝试妊娠1年时间是可以被接受的，但大多数医生会对超过35岁的女性在尝试妊娠6个月失败之后开始进行检查并治疗。年龄超过40岁的女性会从一开始就接受生育能力的检查。因为在35岁之后自然生育能力逐渐减退。40岁时，大概有1/3的伴侣会存在受孕问题。40岁后，大概有2/3的女性会存在受

健康问卷

■ 你的月经周期有问题吗？

如果你的月经周期不规律或者不可预测，你需要进行检查获知你是否能够规律排卵。如果你月经期间出血过多或出现疼痛，你需要进行有无子宫内膜异位症的诊断，子宫内膜异位症会影响生育能力。子宫内膜异位症意味着原本只存在于子宫内的内膜种植到了子宫以外的盆腔区域，包括输卵管和卵巢。

■ 你曾经患有盆腔炎吗？

盆腔炎会造成输卵管的狭窄和堵塞。如果你存在生育问题，需要检查你的输卵管（请参阅第28页），如果输卵管堵塞，你可能需要进行试管婴儿。

■ 你和你的伴侣是否进行过癌症的治疗？

一些癌症治疗，尤其是放疗，会影响精子和卵子的产生。在某些情况下，卵子或精子需要在可能影响生育能力的治疗开始前采集和保存，在随后的辅助生育技术中使用。

■ 你担心自己不排卵吗？

进行医疗检查是必需的。比如当你发现基础体温或宫颈黏液在整个月经周期中都没有变化的时候。

■ 你是否出现过2次以上的流产？

医生往往建议对你和你的伴侣进行染色体检查和其他的检查。

孕问题。

你同样能够从自然计划生育和不孕支持小组获得帮助和建议，这些小组能够提供建议、资源和开放的态度。寻找并收集治疗不孕的信息同样会让你感觉能够对妊娠过程有所掌控。通常，获知目前可选的辅助生育方法的相关信息能够极大地减缓焦虑情绪。

如果你决定咨询不孕不育专家，要确保你能够被家庭医生转诊到一位能够耐心聆听并提供不同建议的专家那里去。

很多医生建议不孕不育的伴侣进行心理咨询，特别是对于那些需要进行试管婴儿（IVF）的伴侣。如果每个月如同过山车一样的希望和失望开始导致严重的沮丧，或者计划性性生活摧毁了你们的伴侣关系，即使没有辅助生育技术的干预，你们也需要考虑进行心理咨询。

开始治疗

根据你的年龄和健康状况，你需要决定是否与一位不孕不育专家进行咨询。不同的健康问题，比如不规律的月经周期，是值得去咨询专家的（请参阅本页的"健康问卷"）。应考虑到不

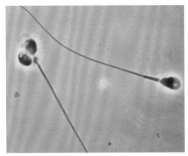

不正常的精子在这张放大图中左侧的双头精子有可能是男性不育的原因。

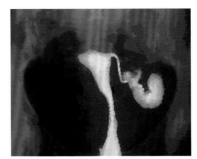

输卵管堵塞会导致不孕不育问题。染料通过宫颈流入狭窄的右侧输卵管，但左侧输卵管是完全堵塞的。

同的治疗方式会影响你的每日计划、财务状况和情绪稳定。

试验和调查

对生育能力的评估需要首先对你伴侣的精子进行检查，确保你的伴侣拥有正常的精子，你也能正常排卵，输卵管也没有问题。大概有一半的不孕问题是由于精子问题导致的。对男性生育

能力的检查，就是对你的伴侣精子样本的检查。精子也许有异常形状，或者你的伴侣精子数量过低。确认你能否正常排卵，你的医生会对你的月经周期进行详细的询问；显示排卵正常的最佳征象是规律可预期的月经周期，但是你的医生同样会检查你血液中的激素水平。最有效的检查是建立在对月经周期开始后的第三天

的卵泡刺激素水平上。卵泡刺激素激发卵巢功能，在月经周期初始时检测到的高水平卵泡刺激素提示你的卵巢储备比正常减少，或者你的卵子质量下降。

如果你的伴侣的精子是正常的，你排卵也是正常的，那么你的医生需要进行一些其他的检查。妇产科医生可能需要进行一项被称为子宫输卵管造影的检查获知子宫内的情况，并查看你的输卵管是否通畅。染料会通过一根细导管放入子宫，并通过输卵管扩散，如果输卵管堵塞或子宫内有问题，就能够体现出来。

其他可能的检查包括宫腔镜（通过宫颈放置一根带有摄像头的导管检查子宫内部情况）或者腹腔镜（通过手术将带有摄像头的导管放置在腹腔中，从外部检查子宫、卵巢和输卵管是否正常）。

当所有评估都完成后，你的医生会与你和你的伴侣一起对结果进行分析。如果检查表明你的卵巢不能产生卵子，考虑捐献者的卵子是一种选择（请参阅第31页）。大约15%的案例中，没有任何原因能够解释你们为何存在受孕问题，但无法解释的不孕依旧能够进行辅助生育的治疗。

选择一位不孕不育专家

很多辅助生育中心试图用他们的成功案例比例说服你，但其他的因素同样重要。

■ 找到一位在不孕不育领域非常有经验的妇产科医生。

■ 如果选择成功率高的生育中心对你来讲非常重要，那么要进行细心的比较。尝试去获得属于你的年龄段的女性受孕成功率，询问双胞胎和三胞胎的比例。生育中心进行的治疗次数越多，成功概率越

高。但是你并不需要去那些最繁忙的诊所：每年超过138个周期时，即使有更多女性接受治疗也无法改变成功率。

■ 确保你和你的医生、护理人员的交流是顺畅舒服的。不孕不育的治疗是让你感觉非常紧张的一段时间，你的问题能够及时得到解答，能够舒畅地获得相关信息，被有尊严和有礼貌地对待能够在很大程度上缓解你的紧张、焦虑情绪。

辅助生育

　　医疗技术使得更多女性拥有她们的孩子——甚至包括那些尝试妊娠很多年的女性。因为生育能力问题在年龄增长后更为常见，年龄超过35岁的女性是辅助生育的首选人群。

　　辅助生育技术的显著特点是排卵诱导。可以单纯地刺激卵巢，或者结合辅助受精技术。患有多囊卵巢综合征（PCO）的女性，使用促生育片剂（枸橼酸氯米芬），加用二甲双胍或单独使用前者，都能帮助妊娠。

　　对于那些对片剂没有反应的女性而言，下一步是将激素注射治疗（促性腺激素）和辅助受精技术结合使用。你的伴侣可以在家里帮助你进行注射治疗。在激素治疗期间，生育中心会频繁应用超声技术仔细监测卵巢产生卵子的情况。如果你的卵巢反应良好，你会接受人绒毛膜促性腺激素（hCG），激发卵巢排卵。同时，你的医生会将精子样本注射到子宫内——这一过程被称为人工授精（IUI）。

　　如果你的输卵管堵塞，你的伴侣的精子数量过低，或其他治疗方式失败，你很可能被建议进行试管婴儿（IVF）。基于此项技术，同样要使用激素疗法刺激卵巢，但与人工授精不同的是，你的卵子会被经由超声引导的针管收集（请参阅第30页）。进行标准的试管婴儿时，你的卵子和

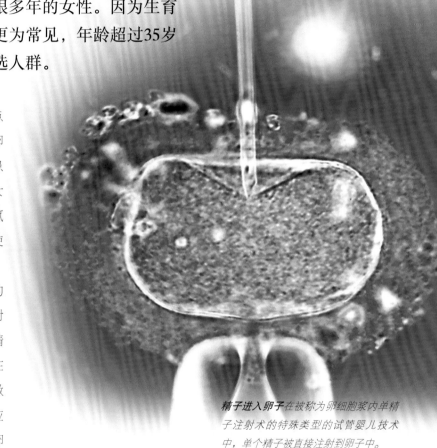

精子进入卵子在被称为卵细胞浆内单精子注射术的特殊类型的试管婴儿技术中，单个精子被直接注射到卵子中。

你伴侣的精子会被放入实验室的培养皿里进行培养。

　　如果是精子的问题导致的不孕不育，需要在显微镜下将单一精子注射到卵子中，这个过程被称为卵细胞浆内单精子注射术（ICSI）。

在受精后，健康的胚胎会由一根狭窄的导管经宫颈放置入子宫内。在胚胎被转移后，你要接受定期检查直到发现成功妊娠的征象。通常的检查包括血清免疫学检查和超声检查。

每次的激素刺激、取卵、授精和胚胎转移被称为一个完整的试管婴儿周期。

治疗方法的副作用

接受激素治疗并非如同享受野餐。你每天除了要接受注射外，激素的作用及对于治疗是否有效的担忧会使你变得情绪化且易怒。除此之外，卵巢会因为治疗而增大，你会有腰部酸胀、腹部不适的感觉。在一些特定案例中，卵巢会由于激素治疗而出现过度刺激的症状，试管婴儿周期需要被取消——换句话说，医生不会进行取卵。如果你的卵巢对激素疗法没有反应，试管婴儿周期也会被取消。后一种情况在年龄超过35岁的女性身上更可能发生。

成功率

进行辅助生育技术后妊娠的机会取决于几个因素。一般来讲，直到医生能够评估你的身体对激素治疗的反应情况，才可以预知你的个体成功率。想要得到更好的预计，可以询问与你年龄相仿的女性的成功率。在美国，年龄在35～37岁的女性进行一个试管婴儿周期的成功率是27%，年龄在38～40岁的女性成功率是18.5%，年龄超过40岁，成功率为7.3%。而在英国，成功率差别更大。

潜在风险

辅助生育技术的主要风险是双胎妊娠、三胎妊娠、四胎妊娠，甚至更多。怀有越多的胎

试管婴儿技术解释

在进行试管婴儿时，激素疗法用于刺激卵巢产生卵子，在超声引导下经过狭窄的柔软导管进行取卵。可能采集到的卵子数量取决于激素疗法的成功程度，大约有10或12个卵子会被采集到。在实验室中，你的卵子或者和精子放置在同一个培养基中，或者对每一个卵子进行单一精子注射，此过程被称为卵细胞浆内单精子注射术（ICSI）。在受精后，健康胚胎会被选择出来并通过狭窄导管经阴道和宫颈重新放入子宫，导管随后被缓慢取出。

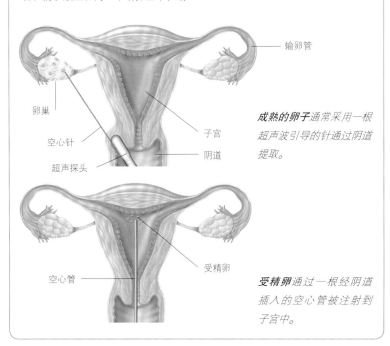

卵巢
空心针
超声探头
输卵管
子宫
阴道

成熟的卵子通常采用一根超声波引导的针通过阴道提取。

空心管
受精卵

受精卵通过一根经阴道插入的空心管被注射到子宫中。

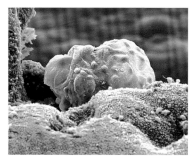

*一个新的受精卵*开始在宫腔从着床。

卵子捐献

■ 为什么医生会建议使用捐献的卵子?

捐献卵子在英国并不普遍,需求远远大于供给。有几个理由可以解释为何建议使用捐献的卵子:你可能很早就绝经或者无法排卵;存在患有严重遗传疾病的风险;试验显示你的卵子质量不好。

■ 如何筛选捐献的卵子?

你可以选择匿名捐赠,可以根据年龄、种族和受教育程度进行选择,或者你可以让家庭成员或朋友捐给你。

■ 这与试管婴儿有何不同?

捐献的卵子会与你伴侣的精子结合成受精卵,然后经由类似试管婴儿的过程被放置到你的子宫中。

■ 花费和法律所涉及的问题?

因为捐献人在捐献过程中已经声明放弃了作为父母的权利,通常来说你不需要担心法律问题。使用捐献的卵子通常非常昂贵,且此项技术不会在NHS(英国国民健康保险制度)中应用。

■ 使用捐献的卵子有哪些好处?

使用捐献的卵子会降低新生儿患染色体疾病的风险(卵子捐献者的年龄通常小于30岁),如果你已经超过40岁,使用捐献的卵子能显著地增加你受孕的机会。尽管孩子与你没有任何遗传学关系,但你仍旧会经历妊娠的整个过程,包括分娩过程。但是有些女性发现她们在心理上难以接受一个与自己没有遗传学关系的孩子。

儿,妊娠期间的并发症发生机会就越大。当怀有三胎或更多胎儿时更是如此。多胎妊娠的严重并发症包括流产或者早产(小于28周的早产),其后果是至少一个孩子存在长期的健康问题。重要的是,在进行此项技术之前请务必与你的生殖专家针对以上风险进行讨论。三胎妊娠也许是构橼酸氯米芬治疗的结果,但如果你进行了试管婴儿,请务必与你的医生对风险和收益进行坦诚的沟通。很多专家限制胚胎植入的数量,只植入两个胚胎从而降低出现三胎或更多胎儿的妊娠机会。

很多女性还担忧由于试管婴儿技术导致的胎儿出生缺陷的风险。在自然受孕的胎儿中,有4%在出生时存在一些出生缺陷。在一项针对进行试管婴儿的女性的研究中发现,此项风险提高至9%。但是,增加的风险或许并不是由于试管婴儿技术造成的,而是由于接受不孕不育治疗的伴侣的精子或卵子更有可能出现问题。好消息是在接受试管婴儿技术出生的新生儿中,有91%～95%是健康的。

有观点认为,重复使用激素刺激卵巢会增加随后出现卵巢癌的风险。但是,更多的近期研究表明,卵巢癌在患有不孕不育的女性身上更为常见,试管婴儿并不会进一步增加其患病的风险。

检查花费

试管婴儿技术花费非常昂贵,大多数医疗保险并不能覆盖该项花费。在英国的某些地区,会有免费的试管婴儿治疗,但那些被转诊的伴侣可进行的周期数量被严格控制。大多数地区根据女性的年龄进行限制,并倾向于提供给那些没有孩子的伴侣。生育中心对试管婴儿的花费问题提供相应的解答,在询问进行检查和治疗的每一步的详细花费时,不要觉得不好意思。

流　产

　　很多女性都担心流产的风险，流产确实非常常见——有10%～20%的妊娠以流产告终。尽管在年龄增长后流产风险增加，但是大多数年龄超过35岁的女性仍然可以完成正常妊娠的过程。大多数流产发生在妊娠的最初12周内，一般来讲过了这个阶段后你就可以开始放松了。

　　阴道出血是流产的常见症状，但流产有时不会出现任何症状。相反地，即使你有些出血，也不要太紧张。给你的医生打个电话，但要记住，一半的妊娠早期出血病例都会正常地继续妊娠。妊娠早期症状如乳房胀痛或恶心是好的征象，往往意味着妊娠正常。

　　当你的医生能够监测到正常胎心时，即使你有一些阴道出血，流产的机会也很小。胎心率在孕6周时超过100次/分钟也是很好的征象。如果你在妊娠早期进行唐氏综合征筛查并得到正常结果，流产的机会更小。

流产的原因

　　一项需要你认识到的关于流产的重要事实是，大多数的流产都是因为妊娠本身并不正常。早期流产一般是遗传或胎儿发育出现问题而造成的。流产不是你的错。享受一杯红酒，在晚上跳跳舞，爬上一段楼梯，与你的伴侣过性生活，面对计算机屏幕工作或任何你能想到的事都不会造成流产。甚至直接的腹部创伤，像

在车祸中可能发生的那样，因为子宫受到骨盆的保护，所以在妊娠早期也不可能伤害到你的孩子。

　　基因异常　基因异常在受孕的那一刻就已经存在，是最常见的流产原因。因为基因异常随年龄增长更为常见，所以由于这个问题导致的流产与女性的年龄直接相关。但是，与年轻女性相比，年龄超

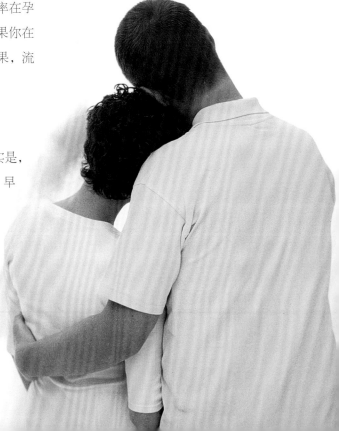

***面对流产**非常艰难，拥有一位非常支持你的伴侣能够帮助你接受这一事实。*

重复出现的流产

由于流产非常常见，一次流产并不能让医生为下一次可能发生的流产而担忧。如果你在过去有过流产，不要让焦虑情绪影响到你；胜算仍然在你这边，期待下次妊娠完全正常。但是，经过三次流产后，大多数专家都会建议你咨询妇产科医生，以确认你的确没有任何病理性原因导致流产。

过35岁的女性流产风险仅仅稍高。

发育异常　正常发育是非常复杂的过程。在某些案例中，流产是发育过程中"错误拐点"的结果，在未控制的糖尿病或那些使用特定药物的女性身上更常见。

母体因素　多囊卵巢综合征和肥胖都与风险增加相关。

宫颈机能不全　在此种情况下，宫颈（子宫在阴道中的开口）在它应该打开之前就已经打开了。此种情况并不常见，但会导致随后妊娠过程中的流产（请参阅第111页）。

情绪恢复

妊娠的意外终止是一个巨大的损失，特别是当你已经试着妊娠好几个月，并在流产前已经知道宝宝的存在。也许你的痛苦不见得总能被周围的人所认识到，但要让自己意识到痛苦的存在，并在再次尝试受孕前采取有效的措施以便获得痊愈。很多人在和你谈到流产时会觉得非常不舒服——他们会试图给出一些让你感觉良好的评论，但这是无意的冒犯。试着不要让自己生气，很多人发现理解流产对你真正意味着什么是非常困难的。

花时间哀悼你的损失　悲伤是非常个人化的经历，每个人都有不同的处理悲伤的方式。但是，你需要经过的阶段是确定的。通常，悲伤从逃避开始——尽管你感到强烈的痛苦，逃避能让你处理好你的生活。然后，当你准备好处理你的损失时，你允许自己在可控的范围内感受痛苦。在此阶段，你会感到深深的悲伤、懊悔或自责。面对并接受这些情绪是你得以恢复的关键。这一过程需要时间：给自己时间去面对情绪变化对身体更有益。

你和你的伴侣　你会发现你和你的伴侣对流产的感觉和处理方式迥然不同。胎儿身处你的体内，你比他更强烈地感受到这个新生命，你的痛苦更深刻。另外，你会更公开地哀悼并寻求他人的理解和支持，而你的伴侣不会表现出更多情绪变化。通常男性会将精力投入到其他工作中去以便控制他们的情绪。但这并不意味着他们不在乎。接受这些差异并进行坦诚的沟通能够帮助你们度过悲伤的时刻，并开始计划未来的妊娠。

终止仪式　承认你的宝宝是你生命中的一部分对于恢复过程非常有用。仪式可以具有象征意味，如为你和你的伴侣进行烛光纪念会或者包括物化纪念，比如一个特别的盒子。纪念盒可以包括超声照片、一件婴儿小衣服或其他东西以及信件——一首诗或你的个人想法和感受。一些女性发现给自己的宝宝命名能使痛苦具体化，并能帮助她们继续生活。

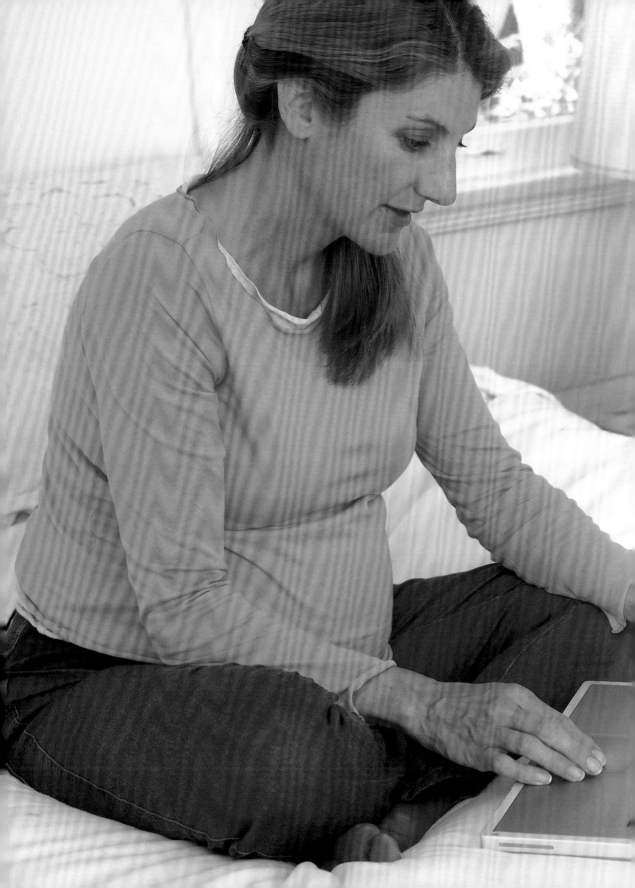

你的妊娠期

　　生命中晚些时候出现的妊娠很可能成为非常特别和珍贵的时刻。你会跟那些二十几岁的女性一样感到非常兴奋，但你的妊娠体验会有一些不一样。知道你的身体会对妊娠做出怎样的反应，了解做什么能让妊娠尽可能变得健康和轻松，让你的妊娠经历如你所愿，还要经过一段漫长的道路。

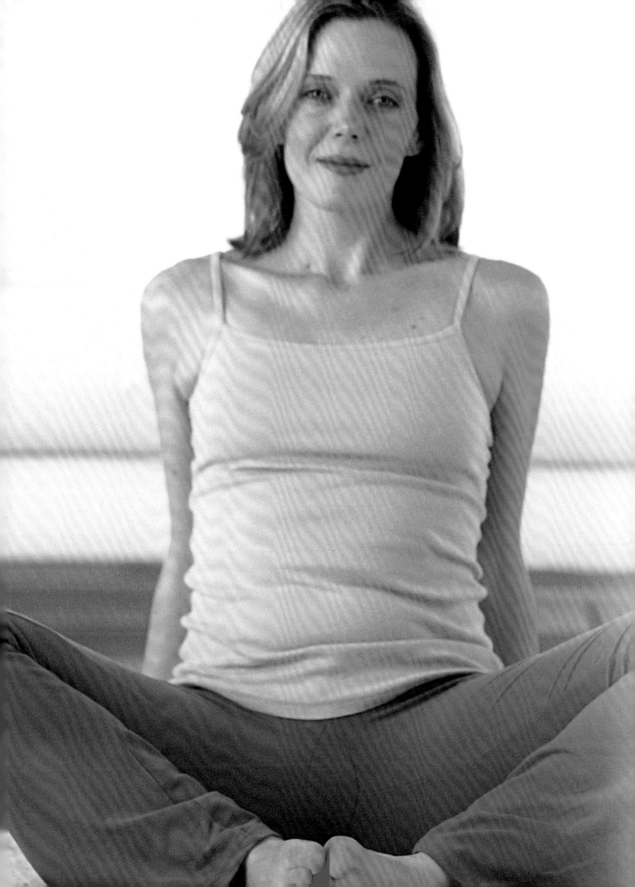

妊娠早期
期待些什么

在身体上和情绪上，这是一段改变巨大的时期。当你的身体开始为胎儿发育创造条件时，你有时会感觉筋疲力尽，情绪容易激动。

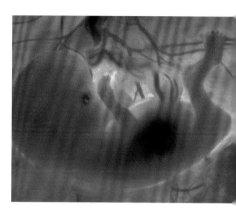

*9周大的胎儿*已经初具人形。四肢已经形成，脚趾和手指都能被观察到。脐带中的血管也能看到。

身体变化

最显著的妊娠早期变化是持续性的倦怠，尽管这种感觉对于超过35岁的女性而言并不是特有的，那些曾经在二十几岁和三十几岁分别妊娠的女性承认随着年龄增长，倦怠感会变得更加明显。

很多女性还会每天经受恶心或饥饿的折磨。剧烈的激素调整同样会引起情绪混乱。除了比其他人更容易疲劳外，更加急躁易怒会给你的伴侣关系和工作环境带来新的挑战。

在开始妊娠的前几个月里，适当的锻炼项目能帮助你维持情绪稳定、增强活力。你的饮食需要满足身体对蛋白质的额外需要，并帮助你缓解恶心（请参阅第48～49页）。

现在也是与即将在未来9个月时间内照顾你，并将你的宝宝带到这个世界上的医生或助产士见面的时间了。了解从孕前检查中你所期待的内容有助于你知道向医疗人员询问哪些问题，并得到你需要的答案。

与那些年轻人相比，年龄超过35岁的女性需要进行更多的检查和诊断。你需要知道有哪些检查，遗传学咨询的利与弊，唐氏综合征筛查（请参阅第56～57页），发育异常的早期检测项目，绒毛膜活检（请参阅第58～59页），这样能帮助你获得积极的经历。

你的宝宝

你的宝宝通过胎盘与你联系在一起，靠你来维持他的生命。所有重要器官的形成都在这一时期，包括心脏、脊柱和肾脏。胎儿的心脏开始跳动，在最后一次月经周期的6周后，经由超声可以检测到胎儿的心跳。胎儿的手和脚已经形成，尽管现在你还不能感觉到，但他已经开始在子宫内活动。

> 与那些年轻人相比，年龄超过35岁的女性需要进行更多的检查和诊断。

你的身体

　　从受孕那几天开始，你的身体将发生很大的变化。在第一周内，你会感到令人惊讶的疲倦，随后的几周内，你会注意到乳房胀痛和妊娠早期最糟糕的反应之一——恶心。一切发生在你身上的变化都是由于激素水平在妊娠期急剧改变所造成的。

激素改变

　　在受孕后，当受精卵在子宫内膜层着床时，两种与妊娠相关的激素开始增加。它们是孕激素和人绒毛膜促性腺激素，它们对维持妊娠有重要作用。孕激素对你的身体造成很多影响，其中一项是使平滑肌松弛。在小肠和子宫中都存在这种平滑肌。平滑肌松弛在妊娠期是很重要的，子宫需要保持松弛，否则子宫收缩会导致早产或流产。但是你身体其他部分的平滑肌也会受到孕激素的影响。小肠平滑肌的松弛是你首先注意到的症状，你会出现腹胀和胀气。孕激素对你的呼吸方式也会造成影响，使呼吸次数变得更多，呼吸幅度加深。即使你非常健康，当你爬楼梯的时候也往往会感觉到呼吸急促和气短。妊娠期间的激素变化同样会使你的乳房变得肿胀，乳房还会开始增大。

　　妊娠早期也是你的循环系统开始变化的时期。体内循环血量显著增加，心脏负担增大。当子宫开始增大时往往会压迫膀胱，你会比平时更频繁地感觉到尿意。尽管非常麻烦，但是不要因此而试图减少饮水量。相应地，要开始规律地如厕，并穿着那

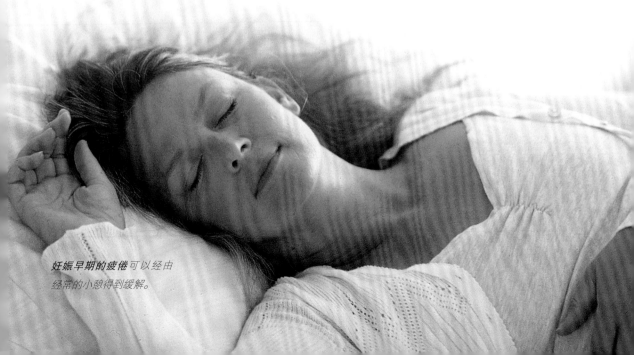

妊娠早期的疲倦可以经由经常的小憩得到缓解。

应对恶心

这里有不同的方法帮助缓解妊娠期恶心，多试几种，找到对你最有效的那一种。

■ **改变饮食习惯**　有些证据表明少量摄入富含蛋白质的饮食可以帮助减轻恶心。尝试不同的食物，寻找到那些你最能接受的。比如，你可能需要避免进食辛辣食物。在恶心的间歇期及时补充零食非常重要，这样你就不会出现妊娠早期的体重减轻。还有，要确保你饮用了足够的液体。在最初的几周内不需要太担心营养问题；只要你没有出现体重减轻，往往说明你获得了妊娠所需的足够营养。如果你开始出现体重减轻，吃那些你能接受的食物，如果体重还在持续减轻，请与你的家庭医生联系。

■ **药物治疗**　药物能够减轻妊娠期恶心。最重要的是要尽早治疗恶心，而非试图忍受。推迟接受治疗往往会使呕吐更加严重。服用维生素B6会有帮助。含有异丙嗪的晕车片被认为是安全有效的。还可以每天服用4次姜胶囊（250毫克）同样能减轻你的症状。如果这些方法都不管用，让你的家庭医生给你开具一种减轻恶心症状的安全的处方药物。

■ **针压法**　针压手环有很多不同的商品名，但是这些手环的作用机制是刺激手腕上的内关穴。在药店的柜台上你能发现那些便宜的针压手环可供选择。

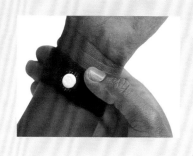

些容易穿脱的衣服。

感觉疲倦

大多数女性在最初的几个月内感觉非常疲倦。尽管这是绝对正常的，它同样会让你感觉崩溃。即使你已经睡足了觉，在早上10点钟的时候你还是觉得需要小憩一下。而这会让你在需要工作或照顾家庭时感觉更加麻烦。

在理想世界中，你需要接受这些感觉并尽可能多小憩。但对于绝大多数的我们而言，这是不可能的。如果可能的话，让自己最大限度地减缓疲倦程度。在早睡的时候不要有负罪感，如果你感到自己不适于进行晚上的社交活动时，那么就不要参加这类活动。让你的伴侣帮你安排三餐，随时细心地照顾自己。

恶心

每个女性的妊娠反应都不尽相同，但是在妊娠时出现恶心症状却很常见。大约50%的女性会出现恶心和呕吐，25%只会出现恶心，剩下的25%没有任何影响。大约有2/3在前次妊娠出现过严重恶心的女性在随后的妊娠中会出现相似的症状。在受孕前开始服用妊娠期维生素有可能降低恶心发生的机会。

如果恶心非常严重，以至于你不能喝进任何液体时，就需要给你的家庭医生打电话。怀有双胞胎或三胞胎的女性激素水平较高，更可能出现恶心症状。

对于大多数女性而言，恶心在妊娠12周之后往往会得到缓解；但是，在妊娠早期这看上去总是那么遥远。只有非常小的一部分女性在整个妊娠期会持续出现恶心症状。积极的一面是，恶心往往提示这次妊娠是健康的。

你的情绪

　　为了更好地适应胎儿发育，你的身体处于巨大的改变之中，妊娠有可能带来令人惊奇的情绪改变，并给你的自我形象和舒适水平带来挑战。身体和情绪改变会使你烦躁易怒、闷闷不乐，你会发现在妊娠早期想要完全放松没那么容易。

　　妊娠早期主要带来身体内激素水平的变化。对于一些女性而言，波动的激素水平不会有任何不良影响，但对于其他人会出现很难解释的不可预测的情绪波动。如果你正在经历情绪动荡，要确保你并不是"失去控制"，而是正在经历妊娠期间正常的适应过程。

处理身体变化

　　两种最常见的妊娠早期身体变化——疲倦和恶心——经常很难克服。它们会直接影响你的日常生活，并加剧情绪波动。疲倦和持续的恶心会让你在工作时没有孕前那样状态良好，在家里无法好好做家务，甚至影响到你和朋友及伴侣的享受时光。很多女性相信最好的办法是一直尝试克服这些感觉。让你自己试着放慢生活节奏，尽量多地休息。意识到你的身体在经历不可思议的变化——在你的身体里，有一个"小人儿"在成长。记住，情绪波动、活力低下和恶心会在妊娠12周之后逐渐减轻，让自己放轻松。接受这是一个暂时的过程能让你感觉少一点儿负罪感，并能让你更好地休息。在几个月之后，你就能够回归正常生活了。

计划外妊娠

　　对于年龄超过35岁的女性，在妊娠的3个人中有一个是计划外的；年龄超过40岁的女性，一半妊娠是计划外的。计划外妊娠也许是非常好的消息，但如果不是好消息，那么妊娠会造成更大的困扰。大龄妊娠增加了你不想承受的健康风险，而那些必须因妊娠而改变的生活状态和对你职业的影响会让你感到愤怒、绝望和抑郁。因为你正在看这本书，所以你已经决定要这个宝宝。你可以对自己即将放弃的东西表达悲伤情绪，但要记住你还有很多其他的选择。对于大多数女性而言，成为母亲不是个人成就的终结，你也不必如此。

做你自己

　　在妊娠早期，如果你并不处于一段关系之中，突如其来的情绪和身体变化会让你感觉非常难过。妊娠看起来"击中"了你，没有"特别的另一半"的支持，你有可能开始怀疑在即将到来的日子里你能否照顾好自己和你的宝宝。记住，妊娠早期是最艰难的时期。从现在开始，要重新安排你的工作计划，如果可以的话，让自己有时间多休息（假设你不介意别人知道你已经怀孕了）。尝试找到一个在你感觉处于活力低下状态时能够帮助你的人，让自己定期放松。

放松

你可以借用不同方式让自己在妊娠期得以放松，并保持良好的情绪状态和更好地处理分娩痛。在每天的计划中增加放松项目，比如午饭时间在公园里漫步，或到家之后有10分钟的小憩。每天有规律的短时间放松能帮助你保持良好的精神状态，并在这一时期减轻恶心症状。

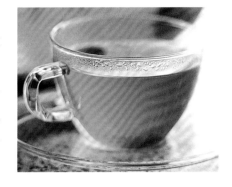

*花草茶*是咖啡因的绝好替代品，也能让你放松。

呼吸技巧　深呼吸能让你冷静和放松下来。无论何时，在你感觉紧张或劳累的时候进行以下呼吸练习。准备3分钟左右的时间，以一个最舒适的姿势盘坐下来，双手环抱腹部。从1数到4，同时通过鼻子深吸气，感觉到你的腹部因肺部充满空气而扩张，膈下降到腹部。停止一段时间，然后开始通过嘴呼气，仍从1数到4。缓慢呼气，让最后的呼气时间略比吸气时间多保持大约两个数，在下一次呼吸开始前完全排空肺部的空气。

想象宁静　很多人都有自己最喜欢的地方，比如群山环绕的某地、沙滩上，或者幼年时的故乡。想象你去了那些特别的地方并在那里休息。这会刺激头脑中5-羟色胺的分泌，让你感觉放松和幸福。每次想象用5～15分钟。确保在做任何事情之前，你有1～2分钟的时间从想象中回到现实世界。

舒服地坐着或躺着，闭上你的眼睛，开始深呼吸。想象你最喜欢的地方，想象你真的就在那里。如果你在山中，轻嗅花朵的芬芳，聆听鸟儿的歌唱，感觉赤裸的双脚下柔软凉爽的泥土。当时间结束，慢慢睁开你的双眼，享受这美好的放松时光。在适当的声音背景或香氛缭绕中，有时想象能够开始得容易一些，比如点燃一支香氛蜡烛或聆听播放自然旋律的CD唱片，都能让你的想象尽情驰骋。

睡个好觉　当你感觉活力低下时，能足足睡一觉至关重要。你需要的睡眠往往要比妊娠前多，让自己有时间多睡觉，这对维持你的情绪稳定有极大的好处。

*深呼吸练习*能帮助你在妊娠期有效放松。

你的人际关系

在整个妊娠早期，缺少活力、变幻莫测的情绪和晨吐很常见，并会改变你的人际关系。你会希望从你的伴侣那里得到额外的照顾，但他并不知道你的感觉，你要和他进行沟通，告诉他你的需要。如果你有其他孩子，一定要向他们解释正在发生着什么。

你的伴侣

由于你的身体和情绪发生了显著变化，因此你在妊娠的前3个月会格外关注自己。但是你的伴侣并没有什么变化，他可能会发现理解你的感受非常困难。

伴侣的态度　因为他并没有经历任何身体上的变化，而在这一阶段你看起来也不像妊娠的样子，所以你的伴侣在理解你生活中所发生的变化时往往感觉力不从心，他会跟以往一样回应你。很多男性对自己妊娠的另一半需要更多的休息和关爱缺乏足够的耐心或毫不在意。如果你的伴侣也是这样，你会感觉被误解或不被接受。

睡觉，显著减少了你们在一起相处的时间。激素水平的变化让你的情绪突然改变，你也许会没有任何征兆地突然开始哭泣或情绪失控，而这会让他感到困惑或混乱。在很多方面，你会变得不可预测，相处起来也没有那么愉快，而这些都会让你的伴侣感到紧张。

理解彼此　作为团队一起处理生活中的巨大变化会让你们感觉更加亲密。因为你的伴侣很难预计和辨别你的情绪和身体状态，如果你能坦诚地与他

> 帮助你的伴侣理解你的需要，向他解释
> 你的身体经历的变化。

想要给予你更多的支持，你的伴侣需要进行一些调整。他需要学着如何与"新"的你相处，这取决于妊娠在多大程度上影响了你。比如为了控制恶心，你可能在早上会放慢起床的速度，但他的速度和往常一样。你可能感觉太过疲劳，不愿意参与你们一直共同参与的运动，或者需要在晚上早早上床

分享你的感受并告知你的需要是非常有帮助的。告诉他你比平时需要更多的抚慰和关切。毕竟，现在你在承担为人母的重担。很多男性并不知道做什么能让自己的伴侣感觉好一些，那些独立自主的女性发现自己很难承认她们已经筋疲力尽，需要别人的帮助。但是，尽早告诉伴侣你需要休息，并且需要他来帮助你完成平时需要你负责的家务劳动，他会尽可能地在这段充满挑战的时间内帮助你。

低能量状态　在妊娠早期出现的低能量状态是可以预计到的。因此你需要调整你的日常生活。与其花费时间争论谁应该做家务的问题，不如一起坐下来考虑作为伴侣的优先权问题。哪些活动对你来讲非常重要需要保留，哪些可以被立即缩减。有时如果你同意在一段时间内取消某项活动或者在活动中选择，你们之间就更容易达成妥协。

惊喜宝宝　如果没有任何人计划生育的话，保持伴侣关系的团结非常重要。能够在一起面对困难时刻通常都比较容易，团队合作会增强你的伴侣关系。大多数伴侣发现在最初的震惊后，他们能够在一起分享迎接新生命过程中的挑战，并开始期待成为父母。

妊娠早期的性生活　很多伴侣都想知道妊娠期间的性生活是否会导致流产。男性往往害怕在性生活过程中对腹中的胎儿造成伤害。但是，对于正常、健康的妊娠过程而言，这些担忧都是不必要的。记住，你的医生或助产士是你询问有关妊娠期性生活问题的可以信任的对象。问这些问题的时候不要感觉尴尬——他们经常会被问到类似的问题。

一些女性在妊娠早期的确会感到性欲下降。显然疲倦、疼痛的乳房和恶心不会让你产

生对性的强烈意愿。拥抱可以作为解决这一问题的暂时性替代方法。一个小小的温柔关注也许能让你拥有美好的心情。

你的其他孩子

如果你已经有其他的孩子，并且要兼顾职业生涯和做母亲这两项职责，那么妊娠早期会让你感觉崩溃。你的孩子会很快注意到你的疲倦、恶心和缺乏耐心。年幼的孩子会非常害怕，因为他们觉得妈妈没有以前那么好了，特别是在没有合理解释的时候。最好能告诉你的孩子你非常疲倦，并保证随后你会恢复正常。

如果你不能像往常那样花费同样的时间陪伴你的孩子，或是不能像以前一样充满活力与他玩耍，记住你的伴侣能够给孩子带来极大的安慰。

当你需要面对你波动的激素时，如何与青少年相处可能是特别的挑战。在妊娠初期就要告诉处于青春期的孩子。他也许会表现出厌恶之情或不受影响，但当他能够理解并接受这个事实时，对于自己能参与其中会感到非常兴奋。

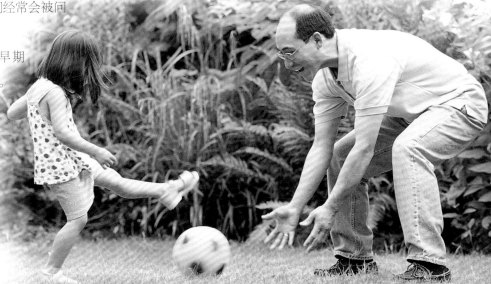

和爸爸在一起的时间：如果妈妈感觉不舒服不能和孩子一起玩耍，爸爸也可以陪伴孩子哦。

你的事业

对于很多女性而言，在妊娠早期工作是最困难的——在与疲倦和恶心做斗争的同时，还要试图在自己的上司和同事面前遮掩。我们在这里提供了一些可行的做法能够帮助你顺利度过这最难过的几个月。

安全并舒适地工作

对绝大多数女性来讲，妊娠后的兴奋会被妊娠早期出现的晨吐和疲倦症状所驱散。如果你希望在工作中保持镇定自若而没有人知道你已经怀孕时更是如此。这里有些建议有助于你尽可能地保持舒适——同时仍旧保持创造性，还能够照顾不断生长的胎儿。

晨吐　对一些女性而言，恶心会持续一整天。你的饮食习惯（请参阅第48～49页）和一些医疗措施

水平的工作能力，那么你妊娠这件事往往更容易被人接受。在这一重要的生命体验过程中保持专业精神，能够让你的老板和同事意识到工作对你来说同等重要。早期建立的这种良好印象会影响大家对你妊娠之后的态度，提高大家对你长期成功而专业的工作能力的信心。

在妊娠晚期，当你需要适度放慢工作节奏的时候，你的同事和老板认识到你一直在妊娠期尽可能地继续工作，他们会更加理解你。

> 尽管妊娠会占用你的一部分精力，但不会影响你成为一个可靠的专业人士。

（请参阅第38～39页）能帮助你控制晨吐这一现象。如果你在早上开始出现类似症状，你需要与公司商量晚1小时上班，并在傍晚的时候晚些下班，以避免高峰时段的拥挤。每天吃一些富含蛋白质的食品，如坚果、果仁混合包、奶酪或者奶昔能帮助你缓解症状。注意到哪些气味会引发恶心并尽可能地加以避免。

精力不足　很多女性发现在妊娠早期精力不足。确保做你所能做的事情来保持你的精力。如果你能完成平时的任务和承担起责任，并保持相当

聆听你身体发出的声音，在维持工作能力的同时保持适度平衡。如果你已经筋疲力尽了，那就慢下来。记住在妊娠中期你会感觉好一些并有更多精力，你能在下一段时间内尽力赶上其他人。你的身体在额外工作以适应不断生长的胎儿，所以你需要让自己尽可能地休息。

每天吃少量健康的零食会让你维持能量。除此之外，稍稍休息并进行2～3次深呼吸能够让你放松身体。在午饭时间充分休息。

傍晚试着按时下班，这样你能获得尽可能多的

休息时间并享受伴侣的陪伴。早些上床让自己有充足的睡眠时间——这也会让你保持好的精力。

工作压力很难避免，而且非常令人筋疲力尽，并耗费掉你的精力。尽可能将你每日的压力减到最低。规律锻炼和健康饮食会有所帮助，你还可以用按摩和反射疗法来享受一下。

与老板的关系

如果你告诉同事你已经怀孕了，你会很快意识到你的老板、同事或公司的生育政策是那么亲切，或者会意识到公司的生育政策是如何缺乏人性化和弹性。这会让你对工作环境产生完全不同的预期，同时让你有机会看到要想实现为人父母的目标，什么样的专业环境是你需要的。在妊娠早期，你的公司如何对待你的需求通常体现出在未来你为人父母后相关问题上的态度。

何时宣布怀孕的消息　你需要把怀孕的消息告诉你的雇主，并在不晚于预产期前15周时开始休产假。很多女性等到妊娠早期结束时才告诉老板怀孕的消息。在那之后流产的风险变小，你也已经在妊娠早期进行了染色体异常的筛查（请参阅第54页）和（或）绒毛膜活检（请参阅第58页）并得知这次妊娠一切正常。如果你仍旧被极度疲倦或晨吐所困扰，或者你的工作压力很大，要尽早跟你的老板进行沟通，以便能够适度调整你的工作计划，让你更加舒适和有创造力。宣布怀孕的时间取决于你的老板以往如何安排公司中其他妊娠的女性。如果你觉得这可能会给你带来不利的反应，那么就等待合适的机会再告诉老板你怀孕的消息。比如，在成功地完成了一个项目之后，会是一个完美时刻，让老板相信你即使怀孕也能干得很好。

考虑老板和同事的需求　确保你已经告知老板你的产假选择（请参阅第14～15页），提供转换工作、逐渐减少工作量、何时停止工作、何时重返工作岗位的详细计划。大多数老板都会对你不仅仅考虑到自己的需求，还能考虑到公司和其他同事的需求赞赏不已。这样当你需要跟老板商量在妊娠期间获得弹性工作时间时将具有优势。

在产假期间你的职位仍能保留，你的同事需要在你离开工作岗位期间接手你的部分工作。他们希望得知你何时能重返工作岗位并把你的工作移交给你。你需要表达出你知道他们的想法，并确保将所有工作进行顺利交接。

给职场准妈妈的小贴士

有些小技巧能让你在工作时感觉不同，并保持活力。尝试一下这些方法：

■ 把你的午餐时间变成更频繁的15～20分钟的短时间休息。

■ 在休息时尽量放松，闭上你的眼睛让自己小憩一会儿。

■ 在工作环境中放一些食品。在妊娠早期及时吃一些食品有助于缓解恶心。

■ 在手边准备一杯水，保证自己在一整天内补充足够的液体。在8小时的工作时间内至少要喝4杯水，并规律性地去厕所。

■ 尽可能多走路，增加血液循环，减轻水肿，防止妊娠期常见的下肢静脉血栓形成。

■ 如果你在一天中的大部分时间都需要站立，要每隔1小时坐下一会儿，并将脚抬高。

锻炼项目

　　在妊娠最初的几个月内，留意到你的身体发出的信号并放慢节奏非常重要。即使在这一阶段你的身体并未出现明显的变化，但它已经开始适应极其巨大的改变。增加过多的锻炼有可能会耗尽你的身体和情绪储备而造成危险，所以要进行适度的锻炼。

　　在妊娠期，每天活动30分钟可以带来很多好处——比如减轻压力，改善睡眠，激素平衡（改善情绪），增加活力，改善体形和减轻妊娠相关症状。那些进行规律锻炼的女性有更好的体态，可以减轻或避免背痛。和那些不锻炼的女性相比，她们更少出现水肿、腹胀，妊娠期增加的体重也会更少。

　　如果你刚刚决定开始锻炼，可以考虑选择那些温和的活动，如散步、做瑜伽或上妊娠期锻炼课。感到乐趣和看到进展都是让你继续一个锻炼项目的动力，而规律锻炼对于健康有益的生活方式而言非常重要。在你开始锻炼前，请咨询你的医生以获得锻炼的许可。

强度和时间

　　要确保锻炼能给你带来活力。如果你在锻炼后感到疲劳和沮丧，就需要降低锻炼的强度和频率。更改现有的锻炼方式以适应你的妊娠状态。

　　找到合适的强度　你在做强度比较温和的锻炼时应该能正常说话而不感到气短（特别是如果你在孕前身体不佳的情况下）。在做有氧运动时，说话有可能比较困难。如果你有心率监测仪，保持你的心率不变（请参阅对页）。

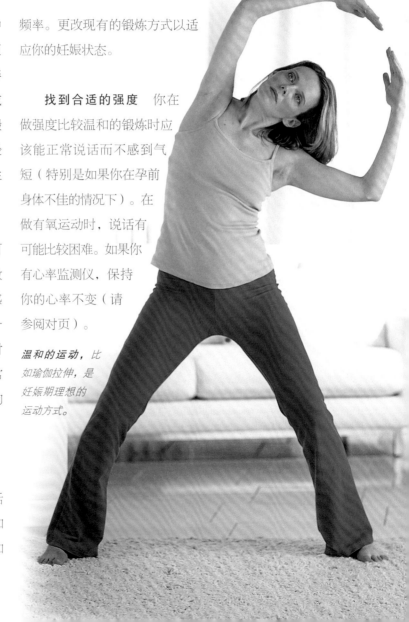

温和的运动，比如瑜伽拉伸，是妊娠期理想的运动方式。

持续时间　有氧运动的时限为30分钟，包括适当的热身运动和放松运动。无氧运动（如重量训练）在保证温和的情况下最多可以进行1小时。在无氧运动期间，适当饮用果汁来维持你的血糖水平。

目标心率

为了保证运动的安全有效，你需要计算你的最大心率，来确定你的妊娠期目标心率。最大心率的计算方法是220减去你的年龄，在妊娠期，60%～80%的最大心率水平是可以接受的。对于那些身体不健康的女性，50%～60%的最大心率水平是比较好的。而对于那些健康的女性，70%～80%的最大心率是安全的。比如，你的年龄是35岁，在妊娠前比较健康，你应该在锻炼时心率达到每分钟130～148次。如果你在妊娠前不健康，那么心率应降低至每分钟93～111次。

安全运动

在这一时期，要避免体温过高的情况出现，因为体温过高会对胎儿的中枢神经系统发育造成不良影响。穿合适的运动胸罩和宽松的衣物。在运动开始前30分钟饮水，在运动期间也要继续饮水。如果你发热或在非常潮湿炎热的环境下，不要进行剧烈运动。不要运动到筋疲力尽的程度。关注那些身体的警示信号，如果在妊娠的任何阶段出现以下症状，请立刻停止运动并及时就医：

■ 没有临近预产期时出现的不适或规律宫缩
■ 阴道出血或流出羊水
■ 持续头痛
■ 心动过速
■ 头晕
■ 胎动减少或消失
■ 持续加重的气短
■ 极端的肌肉无力
■ 小腿疼痛或水肿

妊娠期应避免进行身体接触性的运动，如潜水、健美、骑马、高山滑雪或滑水橇。避免进行任何有撞击或跌倒风险的运动。

妊娠早期的理想运动

运动方式	益处和建议	频率和持续时间
散步	步行强度可根据你每天的状态进行调整。你可以选择步行的环境——安静的公园或繁忙的街道——来满足你的需求。你可以邀请你的朋友或伴侣陪伴你。	如果你觉得可以的话，保证每天20～30分钟的步行时间。
单车运动	如果你喜爱骑单车，在妊娠早期进行——在妊娠中晚期增大的腹部会让你感觉不便并失去平衡感。建议在专用赛道上进行该项运动并佩戴头盔。	每周2～3次，每次20～30分钟。
低强度踏板操训练	他人的陪伴和固定的训练时间是动力。你会一直在舒适的可调控的环境下通过改变踏板的高度来调整运动的强度。	每周2～3次，每次不超过45分钟。
瑜伽	缓慢温和的瑜伽动作能帮助你进行深呼吸和放松。当你在整个运动过程中能够控制训练强度时，你就能增强肌肉力量并改善柔韧度。	每天都可以进行温和的训练或维持每周3次。

饮食计划

在妊娠早期，你开始"为两个人"进食。而这并不意味着要进食两人份——你可能需要比妊娠前吃得多一些，仅此而已。但是，要保证你的饮食含有足够的蛋白质、维生素和矿物质，为你的胎儿提供生长发育所必需的重要营养物质。

必需营养

你在妊娠期的饮食，从某种程度来讲，决定了你的胎儿在妊娠期的发育情况。营养均衡的膳食能够提供给胎儿所有正常生长发育必需的营养物质。

蛋白质　整个妊娠期，女性需要每天至少摄入60克的蛋白质，超过35岁的女性则额外需要4克~5克。蛋白质可以为你增大的子宫、胎盘、乳房和胎儿发育的组织提供基础。在每日膳食中增加高蛋白质的食物（请参阅对页）。

铁　妊娠期间，人体对铁的需求增加到30毫克。铁是形成红细胞的必需物质，从妊娠早期开始，你的身体还需要足量的铁元素来维持高能量水平。缺铁性贫血（低铁）会让你在整个妊娠期倍感疲惫，且过于虚弱不能应对分娩时对身体的要求。食用富含铁的食物（请参阅对页）能帮助你维持身体对铁元素的需求并顺

利度过妊娠早期这一对身体非常有挑战性的时期。

很多女性在妊娠时铁元素水平都不足。而在妊娠期增加的对铁的需求是无法从食物中获得的。在这种情况下，医生会建议服用额外的铁补充剂来满足妊娠期对铁的需求。

维生素和矿物质的补充　尽管在妊娠期对维生素的需求大幅增加，但过度补充仍旧非常危险。比如，过量的脂溶性维生素A和维生素D会对胎儿造成损害。为妊娠而设计的营养素片剂会降低

此类维生素的含量。不要服用那些不是为妊娠设计的维生素补充剂。请向你的家庭医生咨询。

避免吃的食物

有些特定的食物，妊娠期女性最好避免食用，因为这些食物有可能传播一些疾病，如弓形虫、大肠杆菌和李斯特菌，会对胎儿造成影响。

弓形虫病是一种寄生虫病。该病对你的身体无害，但如果你在刚刚备孕时或者妊娠期间接触过，那么有可能对胎儿有害，导致出生缺陷。

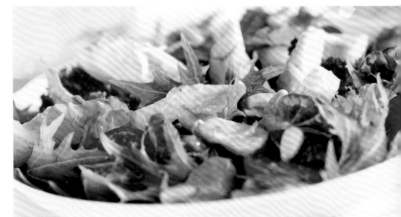

鸡肉沙拉是美味的轻食。它能为你提供大量的包含蛋白质在内的营养素。

李斯特菌病是一种细菌性疾病，这种细菌能通过胎盘感染胎儿。感染会造成流产、早产，甚至胎死宫内。和其他成年人相比，妊娠期女性更容易感染李斯特菌，所以最好避免食用可能被这种细菌污染的食物（请参阅下文）。

沙门氏菌的毒性不大可能对胎儿造成影响。但在你的身体已经负担很重时，它会显著消耗你的体力。

未完全烹饪的肉类或生肉/鱼 食用这类食物你有被食源性细菌感染的风险，如大肠杆菌或沙门氏菌。避免食用未完全烹饪的海鲜、肉类。

熟肉 熟肉有可能被李斯特菌所污染，在你能确保将肉类完全加热后才能食用。避免食用热狗和馅饼，因为它们可能含有李斯特菌。

肝脏和其他器官 肝脏中含有大量的维生素A，而大量维生素A已经被证明与出生缺陷有关。内脏，如肝脏和肾脏是动物身体内毒素最多的器官。因此，在妊娠期间最好不要食用任何动物内脏。

未经巴氏消毒的牛奶 只饮用经过巴氏消毒的牛奶，否则牛奶有可能被李斯特菌所污染。

软质奶酪 软质奶酪也许会含有李斯特菌。食用经过巴氏消毒的牛奶制作而成的奶酪。避免进口的软质奶酪，比如Camembert（法国Camembert村所产的软质乳酪）、布里干酪和Gorgonzola（干酪的一种）。

生鸡蛋 食用生鸡蛋有可能感染沙门氏菌，避免食用含有生鸡蛋的食物，比如恺撒酱、蛋黄酱和蛋黄奶油酸辣酱。

被污染的鱼类 在某些种类的鱼体内检测出达到危险水平的水银，这会影响胎儿的大脑发育。避免食用的鱼类包括鲨鱼、马林鱼和箭鱼。你也应该尽量少吃金枪鱼（请参阅第21页）。

膳食和晨吐

很多女性都在这一时期出现恶心症状，恶心会影响你的胃口。一些女性全天都受到影响。尝试以下方法来克服恶心并获取你所需要的营养：

■ 吃低脂、高碳水化合物的食物，如咸饼干、燕麦片或者吐司。

■ 吃少量的高蛋白食物。

■ 少食多餐，吃有营养的食品。

■ 多喝水。

蛋白质的来源

以下食物富含蛋白质，非常适合在妊娠期食用：

■ 肉类如瘦牛肉、羊肉、猪肉和鸡肉。

■ 鱼类和海鲜（但要避免可能被水银污染的鱼类，请参阅第21页）。

■ 乳制品，如牛奶、酸奶、奶酪。

■ 豆类和干豆类，如扁豆、菜豆、青豆、烘豆和鹰嘴豆。

■ 种子和坚果。

■ 豆腐和豆浆。

■ 谷类食品，如牛奶什锦早餐和含有蛋白质的糙米。

铁的来源

铁是红细胞形成的重要成分，你妊娠时需要量为平时的2倍。以下食物富含铁：

■ 红肉类，特别是牛肉。

■ 家禽肉，深色肉。

■ 蛋类。

■ 干果类，如杏干、西梅干和无花果干。

■ 绿叶蔬菜：西蓝花、甘蓝、青萝卜和菠菜。

■ 强化谷物食品。

■ 种子和坚果类，如腰果和葵花子。

■ 干豆类，如扁豆、鹰嘴豆和菜豆。

产前保健

　　在妊娠早期，你的首要任务是决定谁会在整个妊娠期照顾你，并帮助你顺利分娩。这是一项非常重要的决定，并与你所希望的分娩方式密切相关。在妊娠期间，对于谁会照顾你，有不同的选择。

选择产前保健的提供者

　　最流行的选择服务提供者的策略是从最近几年已经生过孩子的朋友那里获得信息，当然，很多选择会受到距离的限制。另外一个需要决定的是你要在哪里分娩，医院、独立的分娩中心或者家里。大多数女性会被她们的家庭医生转到地区医院去，在医院里受到家庭医生、助产士和产科医生的照料。低风险的女性有可能在整个过程中不用咨询顾问，而会在家里或者在全科医生的诊所里由全科医生和助产士照料。

医生主导的照料

对于医生而言，大多数女性的分娩不是复杂的事情，但是在潜在的医疗问题上，医生比助产士更敏感；对于分娩时年龄超过35岁的女性，关注妊娠过程中的医疗风险既有好处也有坏处。如果你还是更加愿意接受医生的照料，你可以进行选择，但仍旧有可能被助产士照料。

助产士主导的照料

对于助产士而言，妊娠和分娩是每天都在发生的事情。通常她们只会看护那些低风险的产妇，但是大多数助产士不会因为你已经年过35岁，就把你当作高风险产妇。如果你已经有不止一个孩子，而且具有明确的疾病，或者进行过剖宫产，你就不适合选择助产士照料。助产士通常分为不同组别，以确保持续性的看护。助产士一般都在医院提供服务，如果提供有此项服务的话，团队的一员会帮助你分娩。

　　独立的助产士可以提供私人服务，可以单独工作或者参与团队工作。此项服务非常昂贵，但是在照料时间上针对孕妇的需求提供高度个体化的服务。私人医生会为你提供超声检查服务，助产士会全程参与分娩过程。分娩有可能在地区医院（通常作为特殊安排的案例）、分娩中心或者在产妇的家里。独立助产士一般帮助自然分娩，如果寻求私人护理的女性同时存在医学问题，那么她需要选择一名私人产科医生并在私人分娩中心分娩。

共享照料

这是一种在医院和家庭医生之间共享的照料方式，很大程度上已经被助产士/家庭医生主导的照料模式所取代。

选择在何处分娩

　　通常，你在何处分娩的决定权取决于你的医疗服务提供者。绝大多数医生都在医院里照料孕产妇，绝大多数的英国新生儿也出生在那里。助产士多数情况下也会在医院里照料孕产妇，但是她们也可以在分娩中心或家里接生。

医院分娩

选择在医院里分娩有三个潜在好处。第一，如果你属于需要接受剖宫产手术的人，那么你不需要在最后关头从分娩中心或家里搬到医院去，这种情况在超过35岁的孕妇中占30%～40%。第二，你会有更多的关于镇痛的选择。尽管很多初产妇希望避免硬膜外麻醉，很可能在你真正临产之后你才能知道哪种镇痛手段最能缓解你的疼痛。如果你决定避免进行硬膜外麻醉（请参阅第128～129页），独立的分娩中心和在家分娩都适合进行无镇痛药物的分娩支持。第三，在你患妊娠期并发症如糖尿病或高血压的时候，在医院分娩会比较安全，并对你宝宝的安全更有利。如果你之前接受过剖宫产，那么在医院分娩是最安全的，因为前次剖宫产有出现小概率子宫破裂的可能。

分娩中心或在家分娩　如果你在妊娠期间一切顺利，当开始分娩时出现危险的概率是比较低的。在分娩中心分娩也许会减少分娩过程中的人为干预。另外，因为硬膜外麻醉通常不是所有人都能够实施的，所以你更有可能接受针对疼痛的分娩支持。

隶属于NHS的助产士能够给想要在家分娩的孕妇提供建议。此项服务在英国的很多地方都有，助产士会组成不同组别以换班的方式帮助彼此。在家生产适合那些不希望使用镇痛药物和希望能将人为干预降到最低程度的孕妇。助产士会在临产前与你讨论紧急情况的处理，以及可能的转去医院的措施。

从你的产前检查中收获更多

无论你选择哪种产前检查方式，你对自己的选择感到舒服是非常重要的。你的助产士能够回答你的问题，并将你转诊到产科医生那里进行进一步的讨论。所有的医院都能告诉你他们的剖宫产比例和会阴侧切比例，但这些数据会受到患者数量和新生儿护理水平的影响（就剖宫产的比例来讲，一所从24周开始照料孕妇的医院比从32周开始照料孕妇的医院要高很多）。

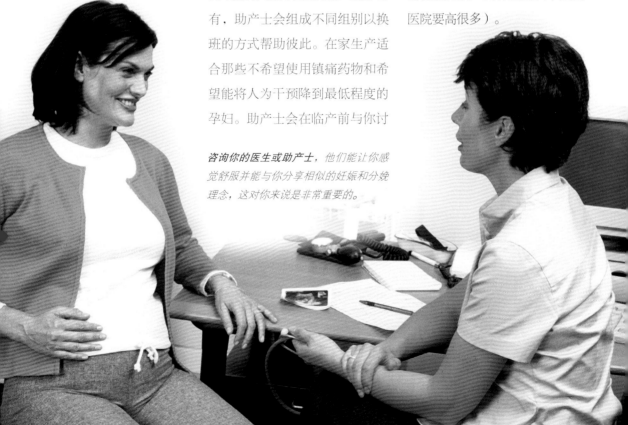

咨询你的医生或助产士，他们能让你感觉舒服并能与你分享相似的妊娠和分娩理念，这对你来说是非常重要的。

第一次产检

你的第一次检查非常重要。在此期间，你的医生或助产士将采集一份详细的病史记录，并找到你是否存在未被发现的其他疾病。另外，你的医生或助产士会询问你的家族病史，以及你配偶的家族病史。

除非你存在一些慢性疾病，否则在第一次产检的时候你的医生会将你和其他的孕妇等同对待，第一次产检一般计划在妊娠8周左右。延迟到8周的主要原因之一是早期流产非常常见，而且大多数情况下不能通过任何治疗来避免。因此，医生会等到你安全度过这段早期流产的危险期之后再进行所有关于妊娠的血清免疫学检查。

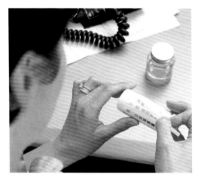

*尿检*有助于提供关于未经诊断的感染或糖尿病的相关信息。

为你的第一次产检做好准备

如果你的伴侣在第一次产检的时候不能陪同，那么你需要在产检之前和他一起讨论所有可能的家族病史。任何家族疾病都有可能遗传给你的宝宝，针对性检查也许是最好的选择。

如果你有任何健康问题，如高血压或者糖尿病，你需要携带所有有关病历。不用等到医生拿到所有病例的复印件之后，你的问题就能得到及时的回答。你可能会被问到一些很尴尬但非常重要的问题，如药物使用、性传播疾病和过去的终止妊娠的历史。告诉医生真实的病史是非常重要的。如果你的伴侣并不知道这些，你可以选择在你的伴侣不在场的情况下告诉你的医生。

标准检查

除了需要回答很多问题之外，你的医生还会对你进行全面的身体检查，其中包括身高和体重的测量。你的医生会与你讨论妊娠早期胎儿畸形的筛查，如果你愿意进行检查的话，通常会安排在10~14周（请参阅第54~59页）。你有可能听到胎心，这取决于你的妊娠周数。最后你需要进行血液和尿液的基础检查，并接受血压的测量（请参阅对页）。

额外的检查

除了以上提到的标准检查之外，你还会进行一些额外的检查，这取决于你个人的病史。医生可能会为你进行超声检查的预约，来查看你妊娠的周数，并排除双胎妊娠和"胎停育"（胎儿已经停止发育但孕妇没有流产症状）。此类超声检查一般会在8~12周进行。

你会进行HIV（导致艾滋病的病毒）的血清免疫学检查，建议所有孕妇都要进行艾滋病的检测。如果你患有艾滋病，通过

常规检查

血清免疫学检查

■ 全血计数（血常规） 这项检查用来筛查妊娠期常见的贫血。贫血常常是因缺乏铁元素所致，也可能是遗传疾病的征兆，如地中海贫血。

■ 血型 这项检查能够提供血型的结果（A、B、O或AB），并能显示你是否是Rh阴性或Rh阳性。如果你是Rh阴性，你将在任何医学侵入性操作，如羊水穿刺或出现阴道出血之后接受抗-D抗体的药物治疗。你会在28～34周接受额外剂量的注射。

■ 抗体检查 这项检查会发现你的体内有无可以通过胎盘导致胎儿贫血的抗体存在。

■ 乙型肝炎检查 这项检查能够筛查出那些被乙型肝炎病毒感染的女性。乙型肝炎可以在妊娠过程中或分娩过程中传染给胎儿。

■ 风疹检查 这项检查会提示你是否对风疹产生免疫力。如果没有，你需要在分娩之后立刻接种疫苗，而在妊娠期不能接种疫苗。

■ 淋病 这种性传播疾病不是所有时候都出现症状，但是有可能导致胎儿产生严重的问题。

尿液检查

这项检查是寻找尿液中有无蛋白质和泌尿系统感染（UTI）的征兆。尿液中出现多余的蛋白往往是肾脏疾病的征兆。妊娠期间的泌尿系统感染需要进行抗生素治疗，避免感染上行出现肾脏的感染，而后者会导致妊娠并发症的出现。

血压检查

血压一般会在妊娠中期下降。在妊娠早期就存在高血压或者血压处于正常高限的女性往往在随后容易出现血压问题。

体重

妊娠早期的体重能够提供一个基础数据，医生能够根据这项数据监测妊娠期体重增长并给予相应建议。很多医院会在每次产前检查时对体重进行测量。

服用抗反转录病毒的药物，可以大大降低将病毒传递给胎儿的概率。如果你不能确定自己是否患过水痘，那么你需要在妊娠期间远离那些患病人群。如果你没有免疫能力，并且曾经暴露在传染环境下，可以接受防止水痘在妊娠期发展的相关治疗。

如果你是加勒比人、非洲人、地中海或西班牙后裔，你需要接受镰状细胞性贫血或地中海贫血的检查。

你的预产期

在检查的最后，你会知道自己的预产期。这个日期有时会被称为EDD或预计分娩日。

你的预产期取决于你最后一次月经周期。尽管你也许知道你的受孕日期，但你最后一次月经周期仍然是推算预产期最精准的途径。除非你不记得你的最后一次月经周期，或者你的月经周期非常不规律，就会出现例外情况。此时，妊娠早期的超声检查是最准确地推算预产期的方式。不要太过于依赖你的预产期——记住这只是医生或助产士用来预测妊娠期并确定4～6周的产检时间的。但是如果你存在任何异常的产检结果，你的医生或者助产士会在第二次产检之前给你打电话。

胎儿异常的筛查

随着女性年龄的增长，出现胎儿染色体畸形的风险也会增加。最近几年来，检查类似情况的技术得到改善，变得更加准确，应用更加广泛。但是，决定接受检查和接受哪种检查仍旧是个人的选择。

染色体异常

在妊娠早期进行筛查是针对染色体异常的。最为人熟知的染色体畸形是唐氏综合征，它是由于存在一条额外的21号染色体所导致的疾病。染色体畸形与年龄增长密切相关，当孕妇年龄达到40岁的时候格外明显。神经管畸形的筛查要等到妊娠中期才会进行（请参阅第76~77页）。

唐氏综合征 是由于额外的21号染色体的存在而导致的。残疾程度不同，但是所有的唐氏综合征患儿都存在不同程度的学习障碍。心脏问题和视力缺陷也很常见。

18-三体综合征 是由于18号染色体的一个额外的拷贝而导致的，在每3000例活产中有1例患儿。很多患有18-三体综合征的孩子都会在出生后不久死亡，有些幸存者能够多活若干年，但会受到智力发育障碍的困扰。绝大多数18-三体综合征胎儿都会存在严重而明显的缺陷，很容易通过超声检查而发现。

13-三体综合征 在每5000例活产中有1例患儿，由于13号染色体的一个额外的拷贝而导致的。大多数患有13-三体综合征的胎儿都存在能够被超声检查所发现的畸形，包括心脏畸形、唇腭裂和脑部的异常。大多数患儿在出生后3个月内死亡。

特纳综合征 当女性胎儿出现全部或者部分X染色体缺失时发生。与其他三体综合征不同，特纳综合征与年龄无关。先天畸形很常见，包括心脏和肾脏问题。绝大多数妊娠都会以流产告终，但是大约1/2500的女孩会出现这种疾病。患者大多身材矮小且不具有生育能力。

克兰费尔特综合征 当男性胎儿存在一条额外的X染色体时发生。在500~800例出生的男婴中会发生1例。患有该综合征的男孩会出现发育问题，特别在学习语言方面，尽管在其他方面都接近于正常智力水平，但在接受语言方面会有延迟。

染色体畸形的风险

预产期时母亲的年龄	30	35	38	42	44	46
出生时患唐氏综合征的风险	1/952	1/385	1/175	1/64	1/38	1/23
出生时有任何先天畸形的风险	1/384	1/204	1/103	1/40	1/25	1/15

妊娠早期筛查选择

检查名称	结果	检查如何进行
妊娠早期血清免疫学检查（请参阅第56页）	评估患有唐氏综合征和18-三体综合征的风险	血清免疫学检查两种激素水平。当结果和颈半透明度的检查相结合后提供唐氏综合征的预计风险。
颈部半透明度超声（请参阅第57页）	评估患有唐氏综合征的风险	超声检查胎儿颈后的皮肤褶皱厚度。检查通常与血清免疫学检查结合进行。
绒毛膜活检（请参阅第58~59页）	唐氏综合征或其他染色体畸形的确诊检查	通过一步或两步采集胎盘组织的样本，然后在实验室内分析染色体。

决定进行检查

是否进行先天畸形的筛查是个人的选择。很多女性考虑的第一个问题是当接收到相应信息的时候该如何应对。很重要的一点是，所有的染色体畸形都无法治愈。如果你发现你的宝宝受到影响，你只有两种选择：继续妊娠和终止妊娠。

这可能是一个艰难的决定。一些女性很确定无论发生任何问题，她们都会继续妊娠。其他女性则强烈认为她们会终止妊娠。但是，大多数女性其实都不能确定自己的选择，直到你不得不面对现实，了解到关于问题的方方面面，并思考所有一切对于你的宝宝和家庭意味着什么，否则很难知道自己会做出什么样的决定。

对于那些知道胎儿畸形但仍决定继续妊娠的女性而言，接受检查也能带来一些益处。那些在胎儿出生前就已经知道相应诊断结果的女性在分娩过程中具有更加积极的体验。她们有时间去了解胎儿的情况，和其他母亲交谈，加入互援小组，并提前进行家庭准备。在考虑到所有的好处和坏处之前，没有人会拒绝接受检查。

筛查选择

如果你已经决定接受筛查，有两种方法可供你选择：非侵入性检查和确诊检查。例如，你的年龄本身就是一种筛查，导致染色体疾病的高危状态（请参阅对页）。妊娠早期筛查将年龄、血清免疫学检查结果和超声结果结合起来进行分析。妊娠中期检查则将年龄和血清免疫学检查结合起来。这些检查都会为你提供个人的风险程度分析，并给出高危或低危的结果。

非侵入性检查的主要劣势是它们无法作为确诊检查。换句话说，它们无法告诉你你的胎儿是否患有唐氏综合征，只能提供相对的危险度。唯一能够确诊的方法就是进行侵入性检查——要么在妊娠早期进行绒毛膜活检（请参阅第58~59页），要么在第15~18周进行羊水穿刺（请参阅第80~81页）。以上两种检查都有出现流产的风险。

年龄超过35岁的女性一般会被建议直接进行这两项检查中的一项。但是，一些女性选择进行筛查从而获知胎儿罹患先天畸形的风险是否很低。如果是低危，你有可能不愿意进行任何带来流产风险的侵入性检查。

妊娠早期常规筛查

对于那些需要知道唐氏综合征风险但又不愿意直接进行如绒毛膜活检（请参阅第58~59页）或羊水穿刺（请参阅第80~81页）等侵入性检查的女性而言，妊娠早期的筛查提供了早期筛查的选择，但无法得到确诊结果。

妊娠早期筛查一般在孕10~13周进行，将血清免疫学检查和超声检查结合并给出胎儿罹患唐氏综合征或其他染色体畸形的风险度。超声检查测量胎儿颈后皮肤褶皱的厚度，唐氏综合征的患儿厚度要比正常胎儿厚。同时，你需要进行血液学的检查，检查妊娠相关血浆蛋白A（PAPP-A）和人绒毛膜促性腺激素的水平。使用血清免疫学检查、年龄和颈部半透明度检查的结果，医生能够计算出胎儿罹患唐氏综合征的风险。你会在检查进行后数天内收到结果。结果会与相同年龄段女性罹患染色体畸形的风险相比较。你的风险有可能是低危或者高危，或者与你年龄相关的风险相同。如果你的孩子患唐氏综合征的风险高于设定的水平，通

超声检查在妊娠早期能够帮助医生确保宝宝一切健康。

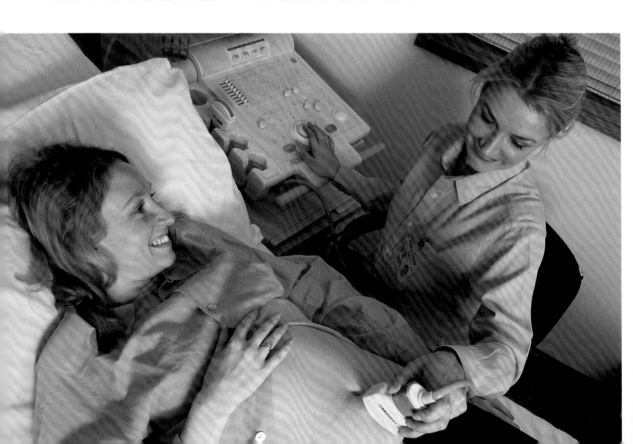

颈部半透明度检查

检查一般在孕11～14周进行。医生或者超声技师使用腹部探头寻找宝宝颈后部的区域，被称为颈部半透明度检查。

操作者会标记两点进行测量。

如果测量数值很小，那么唐氏综合征的风险就低（具体测量结果取决于胎儿的大小），颈部增厚往往提示唐氏综合征风险增高。颈部半透明度结果需要与血清免疫学检查结果结合，从而正确评估唐氏综合征的风险。此项检查非常依赖于超声技师的技术。水平不高的超声检查有可能漏掉唐氏综合征胎儿或者将"阳性"结果给予正常胎儿。

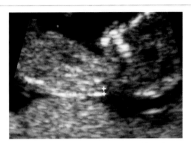

*正常颈部图像*显示胎儿的轮廓，标示的彼此接近的两点在颈后显示唐氏综合征的低风险。

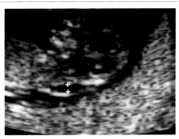

*异常图像*显示增厚的颈后部（标示的两点）。厚度增加，则唐氏综合征的风险增加。

常是1/250，那么检查结果会被称为"阳性"。阳性并不意味着你的胎儿患有唐氏综合征，只是说明风险度高于正常水平。妊娠早期筛查也能发现绝大多数患有18-三体综合征的胎儿。

筛查的准确度

在年龄超过35岁的女性中，妊娠早期筛查能够检查出85%～95%的患有唐氏综合征的胎儿。但是，筛查有可能出现"假阴性"结果（胎儿是低危，但是事实上胎儿罹患唐氏综合征）。在患唐氏综合征的宝宝中，妊娠早期筛查是阴性的占5%～15%。

年龄如何影响结果

你年龄越大，结果就越有可能是阳性的。年龄超过35岁的女性大约有1/4的概率结果出现阳性。尽管绝大多数的母亲都会拥有健康的宝宝，但是这些阳性结果会让绒毛膜活检或者羊水穿刺成为值得考虑的选择。但是，75%的女性会拿到阴性的结果，所以未进行绒毛膜活检和羊水穿刺的女性也不用太担忧。

结果

如果你的结果是阳性的　即使结果"阳性"，你的胎儿患唐氏综合征的可能性也是非常小的。你会被告知具体的统计学风险数值；你可以将之与进行绒毛膜活检或羊水穿刺的流产概率进行比较。只有绒毛膜活检或羊水穿刺才能提供确诊答案。

如果你的结果是阴性的　如果你的妊娠早期检查结果是阴性的，你的胎儿患唐氏综合征的概率是非常低的。但是如果你在知道结果之后仍旧非常紧张，你可以选择接受绒毛膜活检或羊水穿刺。这两项检查能给你提供确诊结果。

绒毛膜活检

在妊娠早期，很多女性现在有了检查自己宝宝是否患有唐氏综合征的机会。在绒毛膜活检过程中，一小块胎盘组织会被取出进行染色体分析。此项检测的优点在于可比羊水穿刺早5周确诊唐氏综合征。

此项技术由于能够早于羊水穿刺得到染色体畸形的诊断结果，已经变得非常流行。通常在孕10～14周就可以进行。

什么是绒毛膜活检

在进行绒毛膜活检过程中，一小块组织会被从胎盘上移出，用来进行分析。因为胎盘是从受精卵发育而来的，细胞中的染色体与胎儿的染色体是一致的。

如果你的宝宝患有唐氏综合征或其他的染色体畸形，绒毛膜活检能够告诉你。此项技术不能检测神经管畸形［神经管畸形要么通过孕15～18周的血清免疫学检查（请参阅第76～77页），要么通过超声检查确诊］。

如果你是一种特殊基因疾病的携带者（比如囊性纤维化），通过绒毛膜活检得到的组织也可以用来检查宝宝是否携带导致这种疾病的基因。

研究者现在开发出检测"面板"来在同一时间内检测多种基因缺陷。一些检查有可能在你所处的地区进行，需要支付一些额外的费用或者作为研究方案的一部分，但是这些检测并不常见。

做决定

在你决定进行绒毛膜活检之前需要进行一系列的考虑。绒毛膜活检的优点之一是它能够比羊水穿刺早5周进行；对于那些在发现异常时选择终止此次妊娠的女性来讲，这样终止妊娠更加安全、花费更低而且更加私密。

另外，在绒毛膜活检之后，更多基因材料能够被收集，结果会比羊水穿刺更快得出（大概1周或10天；而羊水穿刺需要大概2周的时间）。如果你对于一根长针刺入腹部非常担忧的话（当你接受羊水穿刺时会使用到），你可能会接受经过阴道进行取材的绒毛膜活检，此项检查无须长针。

绒毛膜活检的风险是你需要考虑到非常小但真实存在的流产的风险。此种情况下，进行操作的人的经验非常重要。如果操作人非常熟练，绒毛膜活检后的流产率只有1/300～1/100。此项风

结果

■ 关于宝宝的健康，它们（检查）能告诉我什么？

检查会告诉你，你的宝宝是否患有任何染色体畸形，如唐氏综合征、18-三体综合征或13-三体综合征。进行绒毛膜活检所获得的样本能够被用于检测一些单一基因病，如囊性纤维化。

■ 多长时间才能获得检查结果？

绒毛膜活检的结果一般会在7～10天内给出。

险比羊水穿刺的流产风险略高一点儿（1/400～1/200）。经腹部进行和经阴道进行的绒毛膜活检流产率没有任何差异。若干年前，报告显示婴儿有可能在出生时出现肢体畸形的风险略高，包括手指或脚趾的缺失。但是，绝大多数此类情况出现于孕10周前进行的绒毛膜活检之后，因此，大多数进行检查的中心都不会在早于10周时开展此项检查。通常情况下胎儿出现肢体缺失的概率大约在1/1700，进行绒毛膜活检后，概率可能会出现轻微的上升，达到大约1/1000。

检查过程

绒毛膜活检在门诊进行。整个过程持续1～2小时，包括基因诊断咨询、超声和操作步骤。

对你来讲，检查在超声引导下进行，这样医生能够清楚地看到胎盘的位置。操作可以通过腹部或阴道和宫颈（经宫颈的）完成。在经腹过程中，取样针要经过你的腹壁插入。在经阴道过程中，一根细长的导管要经过宫颈开口进入宫腔。通常医生将基于胎盘的位置和医生的训练经历

来决定采取哪种方式。在2%～3%的病例中，医生有可能因为胎盘的位置不能完成此项操作。如果出现这种情况，你仍旧可以在15周时进行羊水穿刺。绒毛膜活检对于大多数女性而言并不非常疼痛，你可能会出现与月经期间腹部不适相似的症状。如果你进行了经腹部的绒毛膜穿刺，穿刺针像采血针一样不会对你造成任何其他的伤害。一些医生在进行腹部操作前会给予局部麻醉。如果你的血型是Rh阴

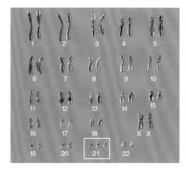

染色体组来自患有唐氏综合征的一名胎儿，显示了额外的第21号染色体。正常细胞拥有23对染色体。

性，你需要在接受检查之后进行抗-D免疫球蛋白的注射，以防止妊娠期并发症的出现。

对宝宝来讲，绒毛膜活检收集胎盘的样本——针是不应该接触到你的宝宝的。所有步骤都在超声的引导下进行，所以医生全程都知晓针的位置。你的宝宝不会感到任何不适。

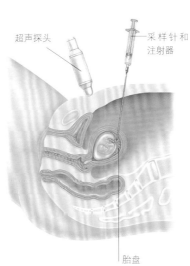

超声探头　子宫

软管　膀胱　胎盘

在经阴道绒毛膜活检过程中，胎盘组织通过经宫颈进入子宫内的一根细管来采集。

超声探头　采样针和注射器

胎盘

在经腹绒毛膜活检过程中，使用一根长针经腹壁采集胎盘组织。

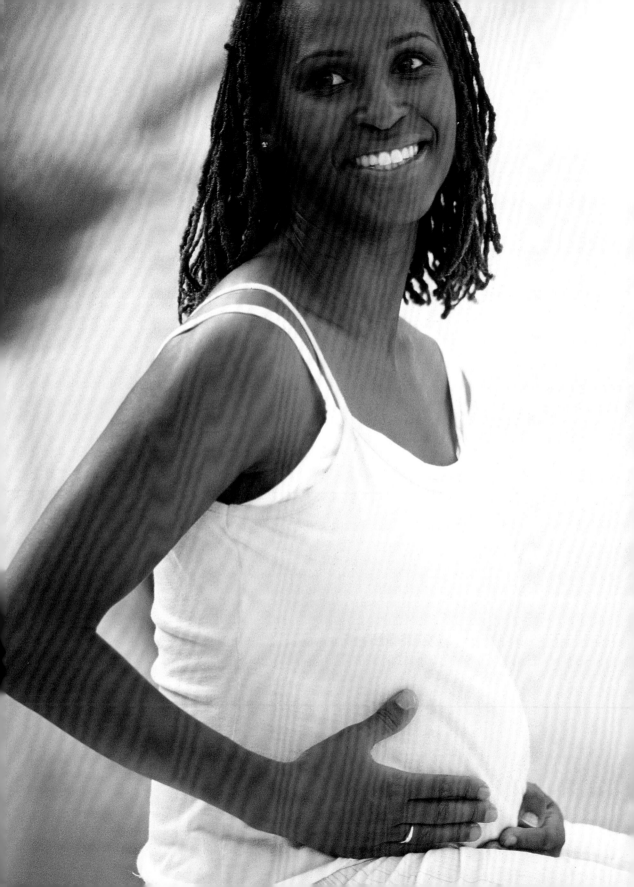

妊娠中期
期待些什么

　　对大多数女性来讲，妊娠中期以精力回归、恶心终止为标志。你的腹部开始变大，你会开始看上去明显怀孕了。对于很多女性而言，这一时期是妊娠期最好的时光。

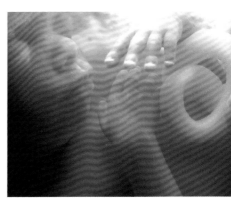

这是5个月大胎儿的照片，面部和细小的手指已经完全发育。脐带盘绕在他的腹部上。

你的感受

　　你和你的伴侣又能够一起分享美好的时光，做那些前3个月里你不愿意去做的事情。你的胃口大开，你的精力旺盛，又可以和家人朋友一起享受生活了。

　　普通的衣物在这个阶段已经开始变得很紧，尽管有些孕妇不愿意穿那些特制的孕妇装，但是随着腹部的渐渐增大，你会发现你的选择没那么多了。

　　在工作上，你能够在这段时间内将妊娠早期由于种种不适落下的工作追赶上来，能进行很好的计划并按计划工作。你会感到你拥有足够的精力去完成许多事情，而且不会让自己慢下来。患有妊娠期并发症并让你需要休病假的机会是非常微小的。但是，

你需要好好规划你的工作，并开始将部分责任转移，以便在此阶段的后期你需要更多时间休息，这可能是个好主意。特别是对于那些怀有双胞胎或者三胞胎的女性来讲更是如此。

　　这个阶段应该尽可能地保持活力，你会有足够的精力步行或者在傍晚跳舞。

　　妊娠中期你会更多地考虑到宝宝的健康，因为你在等待妊娠期血清免疫学检查和羊水穿刺等的结果。

你的宝宝

　　在妊娠中期开始的时候，你的宝宝已经完全发育。在此期间，他飞速地发育，你会有更多的机会意识到彼此的存在；胎动的

> 当你的精力恢复，你能够与你的朋友、家人和伴侣一起共度更多时光。

力量会增大到让你感受到他。宝宝开始吞咽和排泄羊水，帮助肺部的扩张和发育。羊水会以宝宝尿液的形式排泄出来。在妊娠中期的最后，宝宝的听力会发育到能够听到音乐和你的声音的基本元素。外生殖器也会发育完善。

你的身体

从现在开始，妊娠早期你所经历的激素水平改变终于稳定下来，而困扰你的恶心和筋疲力尽的感觉也逐渐得到缓解。乳房增大、呼吸急促和食欲增加的现象则会继续。在此阶段，在大概孕20周时，子宫的最高处会增长到你肚脐的位置。

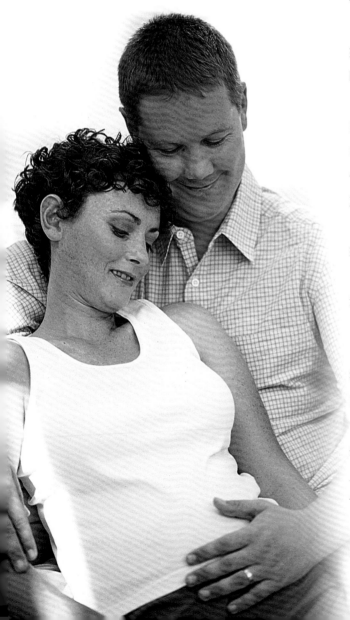

你的身体如何改变

为了给婴儿喂养做准备，乳房会继续变大，在妊娠早期出现的乳房胀痛会逐渐减轻。在这3个月的时间内，你可能会愿意让你的伴侣碰触你的乳房。

因为子宫还没有压迫到胃部和肺部，所以你的胃口可能会变得特别好。任何阻止你体重增长的恶心的现象都已经消失不见了。体重增加不仅仅会在腹部表现出来，还会在那些你并不愿意增加的部位开始出现，比如大腿和臀部。

如果你在妊娠早期没有进行适当的锻炼，妊娠中期则是开始或者恢复适宜活动的最好时期（请参阅第70～71页）。保持最低的锻炼强度，这样能够保护松弛的韧带和关节。

常见问题　在妊娠中期的最后，随着子宫逐渐增大，你会感到更加不适。引发不适的最常见的原因是围绕子宫的韧带伸展导致的，被称为"圆韧带疼痛"。当你所承托的重量增加后，背痛的概率也会增加。随着年龄增加，背痛更为常见，年龄超过35岁的女性应该对背部进行额外的保护，以免出现背部损伤。尿失禁（无法控制尿

*感觉到胎动的兴奋*可以在这3个月里与你的伴侣分享。很多女性在孕20周左右开始感觉到胎动。

什么是健康的体重增长？

　　在整个妊娠期，你的体重增长都会被监测。以下就是在妊娠期体重增长的指导原则：

　　正常体重的女性应该增长11千克~16千克；如果怀有双胞胎，增长16千克；体重低于标准的女性应该增长13千克~18千克；那些超重的女性最多只能增长7千克~11千克。

意）也常常发生在妊娠中期，并在年龄超过35岁的女性中更为常见（请参阅第102~103页）。

感受到胎儿的运动

　　第一次感受到胎动时是令人难忘的经历。胎动会成为你和胎儿情感联系的纽带。

　　什么时候你能够感受到胎动？ 感受到胎动的时间取决于诸多因素——个人经历、体重和胎盘位

胎盘位于前壁和（或）你有点儿胖，那么你可能要等到孕22~24周才能感受到胎动。你的医生或助产士有可能在孕18~22周这段时间内开始询问你是否感受到胎动。如果你没有感受到任何胎动，不要太过焦虑，因为这并不能证明有任何问题。很多孕妇会在孕20~22周这段时间内进行超声检查，尽管你还是不能感受到胎动，超声检查也能够帮你确认胎儿是运动的。

持续恶心

　　在妊娠早期的最后，很多孕妇已经摆脱了恶心的困扰，但一些孕妇在整个妊娠期仍旧感觉恶心。如果你在妊娠早期出现严重的恶心，大概有25%的可能性在孕20周时你仍然有一些恶心。但是，随着妊娠期的进展，恶心症状应该会慢慢缓解。只有比例非常小的孕妇恶心症状会持续整个妊娠期。除了

> 如果你妊娠过，你会比那些第一次当妈妈的
> 女性更早感受到胎动的存在。

置。妊娠过的女性会比那些初次妊娠的女性早1~2周感受到胎动。如果胎盘位置在子宫的前壁（前位），胎盘就会像垫子一样隔绝你的皮肤和胎儿，你在妊娠早期就比较难以感受到胎动。体重会影响到你何时感受到胎动，因为皮下脂肪的厚度也会隔绝你和胎儿，所以你在早期感受到的胎动可能性比较小。如果你已经有了至少一个孩子，身材很瘦，你的胎盘位于子宫的后壁，那么你有可能在孕14~16周就能够感受到胎动。如果你是初产妇，

药物治疗（请参阅第39页），还有其他方法能够减轻持续恶心的症状。一些孕妇的恶心是胃酸反流的结果，而反流会在妊娠期加重。如果恶心伴随胸部烧灼感或者疼痛感，或者恶心伴随着很多呃逆，那么服用抗酸药物也许有帮助。

　　最后，在此期间，你会发现有些特殊的气味或食物会引发恶心。避免接触这些诱因可以有效地防止恶心出现。穿宽松的衣服也可以减轻由于腹部压力导致的恶心。

你的情绪

妊娠中期会给你带来很多友好的转变。当激素水平稳定时，你会感觉更加像你自己（妊娠前的自己）。在孕12周后，你的精力在逐步提升，晨吐会逐渐消失。你的情绪会重新变得可以预期，整个人看起来也变得更加积极。在妊娠中期，妊娠成为一件很享受的事。

感受到胎动

很多女性都在妊娠中期感受到宝宝在子宫内的活动。开始的时候，胎动的感觉非常微弱，你有可能察觉不到，特别是当你非常忙碌或者没有集中注意力时。当胎儿逐渐长大，胎动会更加明显，你能够注意到自己行为活动和宝宝活动之间的某种关系。很多母亲在第一次感到胎动的时候都被深深地触动了。这种感觉告诉你，的确有一个小生命在你的体内，而这可能让你第一次意识到你的宝宝在你生命中是一个新的个体。

如果你感觉到这种倾向，要花些时间关注你的宝宝。傍晚睡觉前往往是感受胎动的最好时间，宝宝会在你安静之后才安静下来，因此你会有机会感受到他的活动，跟他进行交流。对你而言，这可能是两人发生关联的起始；如果你有为人父母的复杂心情，那么感受到胎动会特别有帮助。

如何处理不希望得到的关注

妊娠中期时，因为腹部已经十分突出，所以孕相很明显。很多女性没有预料到有多少人甚至是陌生人会在毫无征兆的情况下抚摸自己的腹部。每个人对此都有不同程度的接受水平。一些女性非常喜欢这种身体的关注。但是，如果你并不喜欢此类身体接触的话，你可以设定自己的界限。让陌生人把手从你的肚皮上挪开并不是一件粗鲁无礼的事。无论是男人或女人，对于他们来讲，在你妊娠时未经允许抚摸你的腹部，都比在你没有妊娠时这样做合适得多。在设定自己的私人空间这件事上不要感到任何羞涩。想好在你面对类似情况时要说的话，如"我理解这种感觉可能是不可控制的，但是在别人触摸我的肚皮时，我感觉不舒服"，而且你不需要为此道歉。

第一次感受到胎儿的活动令人惊喜，而且常常是让人感动的。

在此阶段，你会发现你成为周围所有人——陌生人、你的母亲、你的婆婆、同事、邻居等——给予建议的对象。通常，这些人的建议会过时，并且很可能不是来自近期的研究成果，而是来自她们妊娠时接受的传统智慧。这些建议有可能与你的想法截然相反，或者是错误的。

尝试无视这些不请自来，并与常识相抵触的建议。记住这是你在妊娠——什么对你和宝宝是好的，取决于你和伴侣的想法。如果你发现任何有趣的或者可能引发麻烦的信息，记录下来并和你的医生或者助产士进行讨论。

对于检查结果产生的焦虑

相对于年轻的妈妈而言，年龄超过35岁的女性要接受更多的检查，在此年龄段内，出现妊娠期并发症的风险也相应增加。而这些很容易让人忘记了，其实绝大多数超过35岁的女性都安然度过妊娠期并孕育了健康的宝宝。除了那些引发担忧的特定疾病以外，最好的建议是假定你和你的宝宝都应该是完全健康的。

如果你发现对于检查你非常焦虑，而结果会让你感觉好些，那么正视自己的恐惧能够帮助你控制它们。收集相关的医学信息，特别是那些有关特定检查的，这样有可能帮助你减轻焦虑。让你的助产士告诉你每项检查是做什么，为什么是必要的，是否还有其他的选择，每项检查有多可靠。好的助产士非常欢迎那些积极关心自身的病人，确保你被有

能力并且非常支持你的团队所照顾。收集所有关于医疗问题的任何事实。网络和地区图书馆都是可靠信息的非常好的来源。

为那些检查结果担心是一件非常正常的事。毕竟，如果发现你或者你的宝宝患有任何严重的疾病，整个生活都会发生翻天覆地的变化。设想一下如果结果并不如意的话，你将要做出什么样的选择是有帮助的，并和你的伴侣讨论这件事。对于一些女性而言，为最坏的结果做最坏的打算能让她们感觉局面是可控的。记住，无论做的检查是多还是少，等待结果对任何人来说都是紧张不安的，但更多的时候则无须担忧。

得到支持 简单地将你的恐惧说出来能够极大地缓解焦虑并给你真实的观点。和你的伴侣、家人或者那些经历过妊娠的女性朋友交谈，特别是那些在妊娠的时候已经超过35岁的人。在等待结果的过程中，一些支持能让你觉得等待变得更加容易。

你的妊娠期衣橱

在妊娠中期，你平日的衣服穿起来让你感觉不舒适，于是你不得不购买一些孕妇专用的服装。一些女性喜欢孕妇装，其他人则认为孕妇装是"妈妈样"，因为很多妊娠期服装看上去一点儿也不时尚，有些看上去甚至非常邋遢。在妊娠期仍旧保持美丽能极大地提升你的精神并让你在面对生活中的诸多改变时更加自信，所以，为你的妊娠期衣橱进行采购吧。下面是一些有益的小建议：

■ 当试穿孕妇装时，记住你会在整个妊娠期增长很多体重，而且增长的部位不仅仅在你的腹部。

■ 在选购衣物时，要考虑到妊娠要经历的不同季节，据此进行采购。

■ 如果你的资金有限，买些高质量的基本款，然后其

他的在慈善商店里选购。在那里，你能找到很多几乎没被穿过的衣服。很多女性在妊娠之后将自己妊娠期的衣服送人，因此可以让你的朋友在送人的时候想到你。如果你的工作要求你穿正装或者其他昂贵的服装，你可以与跟你一样的职业女性互动——对于一组分享者而言，互相借妊娠期服装会为你节约很多钱。

■ 一些不同材质的暗色的半裙和裤子，一条质量好的孕妇牛仔裤以及两三件舒适的衬衫和T恤衫能够组成有价值的基本款搭配。

■ 在妊娠期间你有可能出更多的汗，所以买那些可以用洗衣机洗涤的衣服，特别是当你的衣橱空间有限时更是如此。

你的人际关系

在妊娠中期这一身体上没太多负担的时期，夫妻关系会变得更加令人放松，准备为人父母的感觉让这一时期成为一段幸福的生活。当精力回归，你会有更多时间和精力进行活动，并跟上朋友们的步伐。

与你的伴侣共度更多的时光

作为伴侣的正常生活回归了。精力的恢复和晨吐的减少会让你在妊娠早期经历的压力大大消除。好好享受这段日子——一起共度美好时光并把浪漫带回到你们的关系中。如果这是你们的第一个孩子，要牢记宝宝的诞生会永远改变你们的生活，利用这段时间进行充分的准备，并尽可能地增加两人共处的时光。

与你的孩子交谈

在妊娠晚期最后的那些令你心烦意乱的日子里，你也许需要和你的孩子在一起度过特别的时光。小孩子需要感受到，你已经恢复得很好并且不会因为他们而产生新的抑郁。妊娠晚期也是告知他们新生命即将到来的最好时机。

鼓励你的孩子感受胎动，让他们参与到令人兴奋的家庭成员拓展中。小孩子想要知道他们不会被即将到来的新生儿所取代，但他们会变成新生儿的更具有学识的哥哥姐姐。给他们讲述成为哥哥或姐姐的一切好的一面，并鼓励他们。

年龄大些的孩子在经历了困难的妊娠早期之后，能够从你的陪伴中获益。随着妊娠期的进展，他们会因为大家都能觉察到父母仍旧有活跃的性生活而感觉尴尬。他们还会害怕成为永远的婴儿照看者。

鼓励你的孩子和你讨论他们对于新生儿的感觉，为他们能够更好地适应巨大改变的到来做好你能做的准备。

性 性欲回归并更有乐趣！那些妊娠后的身体变化不仅仅是增大的腹部，其中的一些会让你的性生活较之孕前更加惬意。乳房增大乳头变暗——你的伴侣很可能非常喜欢这些变化。乳头会变得更加敏感，当你的伴侣抚摩时会给你带来更大的快感。另外，大阴唇和阴蒂由于轻度肿胀更容易变得兴奋起来。当妊娠时，女性往往感到非常冲动并更加容易达到性高潮。对于她们的伴侣而言，增强的敏感性和润滑的阴道都让妊娠期性行为成为特别的经历。

感到失去吸引力 一些女性可能会难以接受她们增大的腰围，并感觉到自己穿着孕妇装失去了女性魅力。一些男性有时也会对此产生疑虑，自己是

你和你的伴侣一起为宝宝的到来做准备是令人兴奋的。这是你们作为父母所做的第一件事。

否会觉得伴侣在妊娠期间失去了吸引力。尝试享受增加的性感度吧，记住妊娠是非常女性化的，很多男性发现妊娠本身是非常让人兴奋的。对自己性感的自信会让你的伴侣更加兴奋。

在此期间你会有更多享受性快乐的可能，不必过于关注自己的负面情绪，尝试放松并享受亲昵。利用这段时间修复在筋疲力尽的妊娠早期可能造成的一些伴侣关系上的不愉快。忘记你的腰围，脱掉孕妇专用的衣服，尽情地享受充满激情的性生活吧。

期待成为父母

在此期间，妊娠会成为一项确定的现实。你会收到妊娠期相关检查的结果，并发现你的宝宝在飞快地成长。你同样会感受到第一次胎动。此时，放下担心，你开始全身心地期待成为母亲并为你的宝宝做规划。当你的伴侣感觉到胎动的时候，妊娠对他才成为一件非常真实的事情。这对他来说是一个重大的时刻。

现在是最好的规划宝宝未来的时间段，因为当你进入妊娠晚期时，你的精力会再次减弱，所有的时间几乎都被频繁的妊娠期检查和工作上的交接占据了。你可以开始考虑宝宝的名字，预约分娩后的保育服务，购买一些必要的出生后使用的物品。有时祖父母那里会有给宝宝准备的"传家宝"家具，需要在使用前进行维修。现在是时候开始做这些花费时间、工作量大的事情了。所有需要接触油漆稀

充分利用增加的能量来追赶朋友的脚步，并在这相对安静的3个月里从事社交活动。

释剂、显像剂和油漆等有可能对宝宝造成危险的工作，最好都让你的伴侣来完成。一起为你们的孩子做计划和准备能够帮助你的伴侣体验到参与感。

和你的朋友们在一起

在妊娠中期，恢复的精力也许能让你有更多机会与你的朋友们和其他家庭成员有更多相处的时间。这时是与他们分享妊娠时刻的好时机。很多这样的关系会在宝宝诞生之后发生变化。因此，可以利用这个机会提前做好必要的社交工作。

你可能会发现你与其他有小孩子的女性朋友之间有了更多的共同语言，所以你们的关系更加亲密，和她们分享你妊娠期间的兴奋和恐惧非常有帮助。观察其他母亲与孩子的互动，接受她们的建议能够帮助你对母亲身份感觉更舒适。

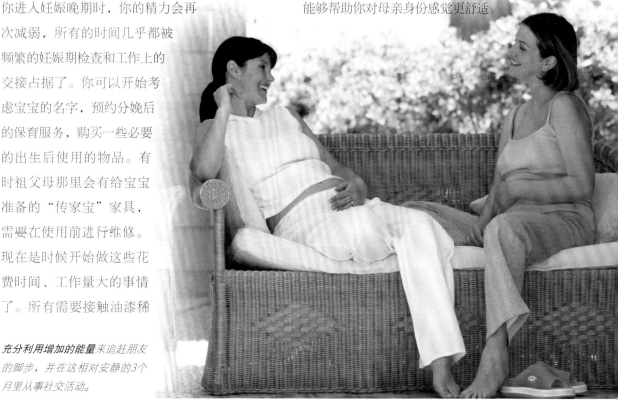

你的事业

对于很多女性而言，在妊娠中期工作是妊娠期间最为舒适的工作时期。在妊娠早期出现的精力缺失现象逐渐消失，你会更愿意应对工作中较大的挑战。当你重新回到岗位上时，这时的努力会给予你回报，但请确保你没有完全耗尽你的精力。

保存精力

在妊娠早期的极度倦怠之后，因为你能够更容易地活动甚至进行思考，所以你会感觉自己获得了解放。你会尝试将那些妊娠早期完全不予考虑的事情重新放回到你的计划中。

计划你的产假或者不再工作后的生活，是非常令人兴奋的。

你有足够的理由利用恢复的精力——现在努力工作可以赢得雇主的好印象，这样会帮助你获得在妊娠晚期灵活工作的机会，特别是在你需要减少工作量时尤为重要，或者雇主会同意你关于何时重返工作岗位的计划。尽管你也许会有充足的精力，但请留意你身体发出的信号不要让自己工作过度。工作过度对腹中的胎儿不好，且有可能使得你的产后恢复时间延长。谨慎地接受更多的工作要求，不要让自己太过劳累，对工作进行优先性安排，先做那些最重要的。

让自己舒适

尽可能地让自己在工作时感到舒适。请确保座椅给你的背部足够的支撑，工作台被正确地调整过。如果你使用电脑，要确保显示屏和座椅的高度合适，避免出现背部及颈部的疼痛。当你使用键盘敲击时，使用保护腕部的设计让自己感觉舒服。屏幕保护屏能够减轻来自显示器的光辐射，减少眼部疲劳。如果你的工作需要长时间的站立，要保证规律的休息，询问你能否坐着工作更长的时间。要保证衣服和鞋的舒适度。

旅行　如果你的工作需要进行频繁旅行，你会发现在妊娠中期旅行最容易，特别是在孕18～24周的这段时间内，出现任何妊娠期并发症的风险都是最低的。

饮用足够的水以防止发生脱水非常重要，脱水会导致血容量的下降，减少对胎盘的血液供应，而且可能发生下肢的深静脉血栓（血液凝块）。定期从座位上站起来活动双腿。不要因为旅行而憋尿。如果你在开车，定期停下来上厕所排空膀胱；如果你乘坐飞机，在上飞机前记着上厕所。

当飞行时，尽可能保持起码的舒适度，在订位时要求腿部空间更大的座位，多要一个枕头以支撑背部。不要过于担心安检时的X射线。它们对于你的宝宝没有危害。

计划你的产假

一些女性决定在宝宝出生后成为全职妈妈。其他的女性觉得没有必要，或者由于经济原因不能做到，或者两种原因都有。如果你计划重返工作岗位，你需要考虑休产假。在英国，妊娠的女性员工可以享受到最多26周的正常产假（请参阅第15页）。

计划你的离职时间　很多女性希望在妊娠时尽可能工作更长的时间，这样她们就会有更多时间用来照顾宝宝。这样能够为产后可能出现的意外的医疗情况提供时间。作为计划中的一部分，你需要认真地设想如果你需要在妊娠的后半期完全卧床休息时该如何应对。卧床休息对于年龄超过35岁的女性而言尤为常见，通常是因为患有高血压的风险增加。考虑是否希望在家工作或者直接休产假（请参阅第90页）。让你的个人需要和工作要求达到平衡，从而决定一个合适的休产假的时间。

选择不工作

在妊娠之后不再工作是一项改变你整个生活的重要决定。对于一些女性而言，这是她们一直以来的计划。如果你符合这个描述，你的选择可能是你周密计划的结果，也是你价值的体现，因此不再工作对你而言是正确的。

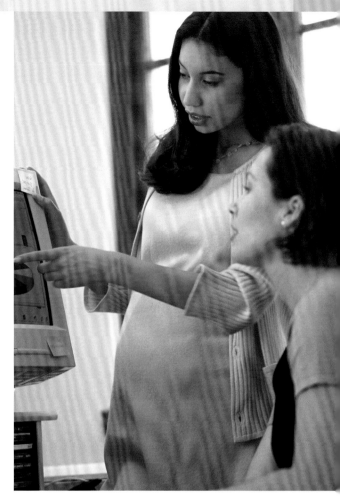

舒适的衣物和鞋子会让你保持工作上的专注和精力。孕妇衣橱值得投资。

需要考虑的一些事项　如果你是第一次考虑这件事，请在脑海中牢记以下几点。你会失去同伴的陪伴、财务安全和自由，而这些是你的工作收入能够给予你的；你还会失去现有的每日规律的生活计划。如果你从工作中获得强烈的身份认同，这也会随之丧失。另外，成为全职妈妈也许并不适合你，如果你继续工作的话，可能会更加快乐；如果不是全职的话，至少保留兼职工作的机会。如果可能，等到休产假之后再做最后的决定，你可以在产假期间尝试每天24小时和宝宝在一起的生活。你也许会发现这不是你所期待的生活。

这是你的决定　有时，决定是否工作取决于他人的压力。一些男性鼓励他们的伴侣成为全职妈妈，这样他们能够全身心地投入到自己的事业中去，而无须为照顾孩子进行妥协。同样地，一些女性因为经济原因不得不放弃自己照顾孩子的想法，因为她们的伴侣有一份有趣但没什么钱的工作，而他们并不愿意放弃。要确定这是你自己的选择，而且你有足够的理由做出这一选择。

锻炼项目

通常情况下，无须等到恶心和倦怠完全消失，你就可以开始考虑锻炼或者继续你孕前的锻炼日程。恶心一般在妊娠中期减弱，对于很多女性而言，这段时期也是最不感到劳累的。现在是开始锻炼的理想时间。

推荐锻炼

选择受伤风险最小的有氧运动，如走路或者骑活力单车，严格保持你的目标心率（请参阅第47页）。限制你的锻炼强度，最多达到中等强度。当你的宝宝发育时，你能感觉到他在锻炼时和锻炼后的胎动。宝宝有自己喜欢的锻炼方式，所以在计划中包括更多的宝宝喜欢的锻炼方式，宝宝也可以得到享受。

安全问题

在妊娠中期，你会更有精力，但是请记住体力活动对于你的身体而言仍旧有负担，过度训练会伤害到宝宝。当你锻炼的时候，身体倾向于满足你自己的需要，然后才是宝宝的需要。因为锻炼时主要是肌肉在工作，所以血液更多地被导向肌肉，这样有可能导致胎盘的血液供应减少，从而影响到胎儿。当你进行高强度的训练时（当你感觉到非常吃力时），你的宝宝有可能不能接收到足够健康的血液供应。因此中等强度的训练其实已经足够了

妊娠中期的理想锻炼方式

	益处和建议	频率和持续时间
徒步和快走	徒步能改善心肺功能，在一处风景秀丽的地方进行能极大地改善你的心情。在午餐时间段的快走也是很好的锻炼方式，同样能让你的下午变得美好。	如果可能，可以每天进行，或者至少每周4次。如果你感觉舒适，建议目标是每次30分钟。
在室内骑单车	从在户外骑单车变成在室内骑单车（在天气可控的舒适环境下）能在失去平衡的时候防止严重的摔伤。同样你还可以知道你骑了多长时间。	如果这是你唯一的锻炼方式，建议每周4~5次。30分钟左右（最长每次45分钟）。
在椭圆训练器上训练	从慢跑变成在椭圆训练器上的练习能减轻你腹部、后背和骨盆的压力。这样可以防止后背痛和盆底组织松弛。	如果这是你唯一的锻炼方式，建议每周4~5次，30分钟左右（最长每次45分钟）。
调整腹部练习	避免做经典的仰卧起坐练习。尝试侧卧进行，或者用手和膝盖支撑进行猫背式练习。使用瑜伽球进行轻柔但深度的腹部练习是安全的。	每周至少做两次（每周不要超过3次），每次3组，每组8~10个。

（你感觉到有一点儿吃力）。

保持平衡 身体重心在妊娠期间会转移，即使是进行熟悉的运动，也很容易失去平衡。为了减少身体意外受伤，应避免进行那些需要良好平衡能力的活动，在妊娠中期的最后尤其需要注意。

保持凉爽 在高温天气下进行户外活动或者在热水浴池里放松能让你的体温升高到39℃（102 ℉），高温有可能妨碍宝宝中枢神经系统的发育。在夏天，你可能需要将锻炼时间改到相对凉爽的早晨或傍晚，穿与季节相适应的锻炼服装。或者考虑在夏天时在有空调的室内进行锻炼。

妊娠时，你需要把锻炼后在热水浴池里放松这一项从你的活动清单上删除。

避免环境污染 在交通拥堵的地区锻炼会增加呼吸中的铅含量，达到对胎儿有害的水平。避免在不洁净的游泳池里游泳，会增加患生殖系统感染或霉菌感染的危险性，并给妊娠带来不适。

中等强度锻炼的益处

在妊娠中期进行规律锻炼能帮助减轻或避免一些常见（或不常见）的妊娠期并发症。

■ **防止受伤** 由于重心偏移和韧带松弛，你更容易出现失去平衡或者受伤的情况。继续做拉伸训练有可能缓解这个问题。

■ **改善身体状态** 妊娠早期的恶心和倦怠，以及繁多的医学检查让你觉得自己像个病人。锻炼能让你对自己的身体更加自信，并顺利地度过妊娠期。

■ **控制体重** 锻炼能让你减少增重并维持在医生建议的范围内。

避免仰卧 仰卧会导致回流心脏的血液减少9%，这可能是因为宝宝的体重阻止血液从你的下肢回流到心脏所导致的。在锻炼时侧卧可以防止这个问题的出现。

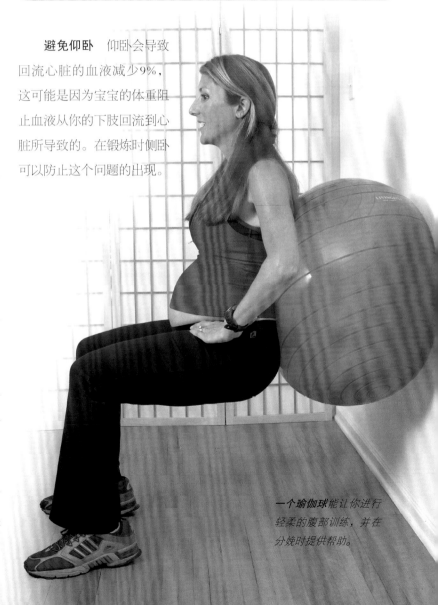

一个瑜伽球能让你进行轻柔的腹部训练，并在分娩时提供帮助。

饮食计划

对于很多女性而言，这一时期终于能从晨吐中解放出来了，你即将开始享受美食。如果在妊娠中期的最初几天改变并未到来，请耐心点儿。你会在未来的几周内看到逐渐的改善。

当你开始有个好胃口时，你需要考虑能够提供足够营养供给的膳食。平衡膳食意味着包括所有妊娠期所需的营养元素的新鲜食材，才能够满足需要。

妊娠期对维生素和微量元素的需求高于非妊娠期，且要保证没有超量摄入，尤其是维生素A和维生素D（请参阅第48页）。

你的营养需求

依靠妊娠期间健康的饮食习惯来的体重增长能够给你的宝宝足够好的开始。同样，这会给你的妊娠和分娩后的健康带来益处。

为两个人吃东西 你的身体需要为宝宝的生长提供营养，因此你需要吃更多的食物，但是这并不意味着你需要吃妊娠前的2倍那么多。整个妊娠期，为了保证胎儿正常的生长，每天仅需要300卡路里的额外热量。所有多余的能量都会转化成脂肪储存在身体里。

每天仅需要2～4份额外的食物供应来保证增加的热量需求。比如，100克（4盎司）低脂肪松软干酪能提供90卡路里，100克去皮鸡大胸提供140卡路里。把每天你需要的零食的能量也计算在内。一小把花生提供140卡路里。能量棒能提供160～300卡路里的能量。

很容易就过多估计了你所需要的额外食物。因此，要找到你最喜欢的食物和零食的热量水平以及能够满足你额外营养需求的食物份数。在妊娠期间，只有2千克～4千克

（5磅～9磅）的体重增长是典型的体重增长。其余的则是宝宝的重量以及他的支持系统的重量（羊水、增大的子宫、胎盘和为了宝宝诞生而增大的乳房的重量）。

在妊娠早期，平均体重增长为1千克～2千克（2磅～4磅），在妊娠中期，则为5.5千克～6千克（12磅～14磅），妊娠晚期则为3.5千克～4.5千克（8磅～10磅）。

增加足够的妊娠期体重可以降低出现低出生体重儿的概率——新生儿体重少于2.5千克（5.5磅）。但是增加过多的体重会增加出现妊娠期糖尿病（请参阅第110页）和巨大儿的风险。过多的体重增长会延续到产后，女性年龄越大，减掉这些过多的体重越难。

维生素C 每日维生素C的摄入量为70毫克——相当于非妊娠期女性需要量的2倍。其中的一些能从妊娠期服用的维生素补充剂中获取，但你还是要在每日膳食中获

维生素C的来源

身体对维生素C的需要是非妊娠期的2倍。最好的维生素C的来源有以下几种。

■ 柑橘类水果、苹果、树莓和草莓。

■ 柑橘类果汁，如橘汁和葡萄汁（一杯超浓的橘汁可以提供一天所需的所有维生素C）。

■ 木瓜、番石榴和猕猴桃。

■ 绿叶蔬菜，如花椰菜、西蓝花、卷心菜和菠菜。

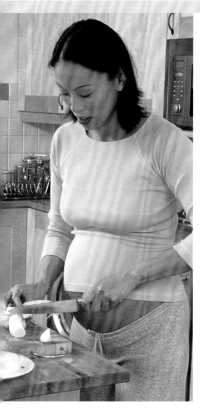

*你的平衡饮食*应该包括大量的新鲜食物。尽可能地避免食用任何事先准备好的食物。

取足够量。维生素C能增加对铁和钙的吸收，这两种微量元素对你和宝宝非常重要，在身体代谢过程中也发挥着重要作用。维生素C的最好来源是水果和蔬菜（请参阅对页）。

对食物的渴求

很多女性都经历过妊娠期对食物的渴求。巧克力和其他甜品、冰激凌、辛辣食物、水果、鱼类在食物渴求名单上占据首位，但时常出现不寻常的组合。

没有人知道为什么孕妇会出现这种特殊的欲望。专家提出很多不同的观点。一些人认为对食物的渴求是心理性的，这是我们文化的一部分。他们相信女性在成长过程中受影响并最终具有这种渴求。一些研究者认为妊娠期的激素变化，特别是孕激素的增加导致对食物的渴求。在围绝经期女性出现的类似症状支持这个观点。但是这并不能解释对不同种类食物偏好的原因。一些观点则认为对某种食物的饥饿感提示了女性对食物中的某种特定营养元素的需求。这也许是对的，但很难解释对于甜品的渴求，毕竟这些食物里除了糖分，其他成分很少。

另一个可能的解释是情感因素在这种渴求中的影响。妊娠真实地影响了你的生活，纵容对食物的渴求可以获得情感上的满足，特别是如果你的伴侣愿意为满足你不可能的食物组合在深夜奔波时更是如此。

真实的情况是没人知道什么引发了这种渴求。大多数的女性认为这是真实存在的，有时会变得势不可当。更可能的解释是身体变化、习惯行为和情感需求的综合结果。

应对食物渴求 满足自己对某些食物的渴望能让你从情感上和身体上感觉更好。但是如果你非常喜欢的那种食物的热量、有害脂肪和糖分过高的话，就要给自己设定一个健康限制。管理自己的欲望并非难事。尝试以下技巧让自己更好地控制它们。

■ 使用更加健康的食物作为替代品，至少有时这样做。比如，吃脱脂的冻酸奶而非冰激凌。

■ 每天吃早餐。有些证据表明不吃早餐会增加对食物的渴求。

■ 定期锻炼身体。身体活动通过升高血液中的血糖水平来控制食欲。锻炼身体也能让你远离厨房，不再想着自己的食物。

■ 确保你有足够的情感支持。妊娠会加重你的情绪压力，特别是如果你身处的伴侣关系、事业和完全的社会生活正在发生变化的时候。这也许会让你开始寻找安慰性的食物，但事实上你最需要一个拥抱。

不寻常的渴求 一些女性开始对不是食物的东西产生渴求，如冰、灰尘、油漆、咖啡渣、粉笔、谷物灰、烟灰、肥皂和牙膏。这被称为异食癖，尽管以上列举的东西里没有一个含有铁元素，但异食癖与铁元素的缺乏有关。如果你经历了异食癖，你需要立刻告知你的家庭医生。非食物中有可能含有的有毒成分会对你的胎儿造成危害。

产前保健

幸运的是，在妊娠中期出现的并发症非常少见。因此，除非你患有需要定期复查的慢性疾病，在这段时间内你通常不用那么频繁地进行产检。但是，正因为常规妊娠期检查很少并间隔很长时间，所以你更需要知道异常症状有哪些，如先兆早产这种需要立刻去急诊就诊的情况。

在此期间每次产检时（每4~6周）你的医生或助产士会检查你的血压。你还需要提供尿样进行尿糖和尿蛋白的检查。尿蛋白一般都是阴性的，但是如果是阳性则意味着先兆子痫（请参阅第113页）。尿糖阳性有可能是妊娠期糖尿病的表现（请参阅第110页）。

在孕12周后的每次产检，你能够通过多普勒胎心仪听到宝宝的心跳声。在20周之后你的医生或助产士会开始用软尺测量子宫的大小来检查胎儿的生长情况。在妊娠中期的开始，你需要选择检查唐氏综合征或者其他染色体畸形疾病的筛查（请见下方）。如果你进行了妊娠早期的检查或者绒毛膜活检，你的医生或者助产士应该为你提供神经管畸形（开放性脊柱裂）的检查以及甲胎蛋白（AFP）的血清免疫学检查或者超声检查。在孕18~21周，用超声检查以检查胎儿的发育是否正常。

给你的医生打电话

尽管大多数女性都会安然度过妊娠中期，但你应该注意那些需要立刻给医生打电话的情况。

阴道出血　任何阴道出血你都需要立刻给医院打电话。大

妊娠中期的检查

检查名称	结果显示	如何进行检查
羊水穿刺 （请参阅第80~81页）	是唐氏综合征，18-三体综合征和其他染色体疾病的确诊诊断。	在超声引导下用穿刺针进行穿刺获得羊水样本在显微镜下进行分析。一般在孕15~18周进行。
母体血清学检查 （请参阅第76~77页）	预测唐氏综合征或18-三体综合征的患病风险。	对血样中的3种或4种化学成分进行分析。并结合年龄及预产期计算患唐氏综合征和18-三体综合征的风险。在孕15~18周进行。
超声 （请参阅第78~79页）	监测不同的胎儿畸形，包括神经管畸形和心脏畸形。	由有经验的医生或超声技师进行检查，超声探头需要在腹部进行移动对子宫中的胎儿进行检测。该项检查在孕18~21周进行。

多数妊娠期间的阴道出血来自宫颈，通常不是非常严重。性交后的阴道点滴出血往往是因为宫颈表面有很多脆弱的血管。这不意味着性交是有害的。任何多于点滴出血的阴道出血你都需要在第一时间联系你的医生。你有可能存在前置胎盘（胎盘种植在覆盖宫颈的位置上）或者胎盘早剥（胎盘的边缘开始从子宫上剥离）。如果你妊娠超过24周，出现新鲜的阴道出血，并浸透你的内裤，要尽快给你的医生打电话或者直接去医院。

阴道分泌物增加 阴道分泌物经常会因为妊娠而增加。但是，如果你发现突然有大量的阴道分泌物增加的情况，特别是当分泌物呈稀薄的黏液状的时候，你需要给你的医生打电话。有时增加的分泌物是宫颈扩大的结果（称为宫颈机能不全，请参阅第111页）。

突然出现的阴道压力 当你的宝宝生长时，逐渐增加的压力是正常的。但是如果你感觉到突然的阴道压力或感觉到持续的肠蠕动，这也许是先兆早产的征兆，请在第一时间给医院打电话。

透明液体涌出 如果你的下体突然出现了大量的透明液体，并浸透了你的衣服，请立刻联系医院，有时这是羊膜囊破裂的征兆。在妊娠期间尿失禁的概率会增加，但是尿失禁一般不会出现喷涌而出的大量液体，除非你非常确定这的确是尿失禁而非其他。

腹痛伴有腹泻 如果你出现腹泻并伴有腹部疼痛，你需要检查是否出现了先兆早产。

开始分娩课程

在妊娠中期，你需要开始考虑参加分娩课程。参加与否取决于哪种方式你能学得最好。分娩课程不是强制性的。一些女性倾向于阅读有关分娩的内容并就她们不明白的问题咨询医务人员。其他女性则也许喜欢向分娩顾问咨询，并面对面地提出问题。分娩课程对你们的伴侣也有帮助，能让他们表达焦虑并提出问题。这些课程往往由你已经选定的分娩中心提供。一些女性希望参加独立课程。这些课程通常基于某种可以减缓分娩痛的理论而建立，课程内容也许不建议在分娩过程中使用镇痛药物。

你选择什么可依个人的决定。最基本的是课程要符合你的理念，并能给你提供关于分娩过程的真实信息。

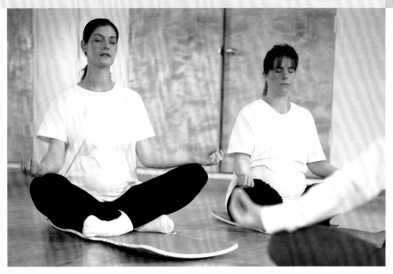

分娩课程帮助你为临产做准备，一些课程利用瑜伽的一些技巧来放松。

母体血清学筛查

妊娠中期血清学筛查，又称母体血清学筛查，是一种非常简单的抽血检查，能够告诉你胎儿罹患唐氏综合征、18-三体综合征或神经管畸形的风险。和其他筛查一样，此项筛查不是强制性的，做与不做是由个人决定的。

筛查包括什么？

在孕15～18周进行的该项检查需要进行采血。血样会被进行3（三联筛查）～4种（四联筛查）不同的化学物质的检查。三种成分包括甲胎蛋白、人绒毛膜促性腺激素和游离雌三醇。在四联筛查中，一种叫作抑制素A的标记物也包括在内。

你个人的血液化学成分的含量和年龄通过公式计算出胎儿患唐氏综合征或者18-三体综合征的风险。你的风险有可能因为你的年龄而变高或变低，或者风险仍然保持一样的水平。

一个"阳性"或者"高风险"结果并不代表你的胎儿患有唐氏综合征，只能说明你的风险要高于年龄为35岁的女性的正常风险。

如果经过筛查发现你有高水平的甲胎蛋白，这意味着你的胎儿有较高的患有神经管畸形的风险，如开放性脊柱裂（请参阅对页）或其他问题。如果你在妊娠早期已经进行了相关筛查（请参阅第56～57页）或者绒毛膜活检（请参阅第58～59页），那么你可以仅进行甲胎蛋白的血清免疫学检查。以上两种检查都不能检

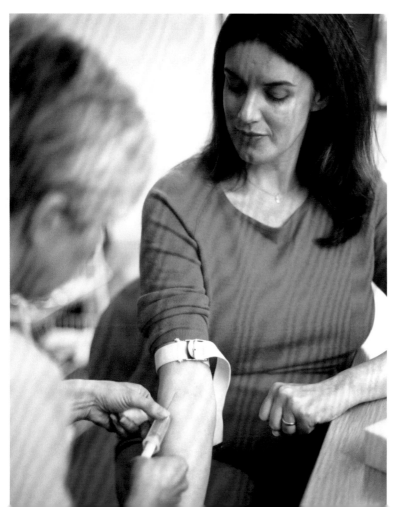

血样，孕15～18周采取并分析。唐氏综合征的风险高低能够被计算出来。

神经管畸形

在三联筛查或者四联筛查中检查的一种化学物质是甲胎蛋白。高甲胎蛋白的水平提示你的胎儿可能患有神经管畸形（如开放性脊柱裂）。神经管畸形的意思是在胎儿发育的早期脊柱没有正常形成，神经根失去保护并暴露在子宫的羊水中。畸形发生在脊柱接近头部的部位，胎儿更可能出现严重的问题。受到影响胎儿的大脑里出现额外的液体，下肢瘫痪，并且大小便失禁。但是，高甲胎蛋白水平也可能出现在怀有双胞胎或者妊娠期比你估计的时间还要长的时候。如果你的甲胎蛋白水平高，下一步要做的是第二阶段的超声检查（请参阅第78～79页），由一位富有经验的超声科医生进行详尽的检查。大约95%患有神经管畸形的胎儿能够通过超声检查被筛查出来。

测出神经管畸形，而很多医院仅仅提供超声筛查。

决定接受筛查

有一些原因能够说服你进行母体血清学检查是很好的决定。也许你错过了妊娠早期的筛查，有可能是因为在你居住的区域并没有那些筛查，或者你的第一次产检时间过晚。另外，你已经进行了妊娠早期的筛查或者绒毛膜活检，但仍希望进行神经管畸形的筛查。但是，你要记住尽管血清免疫学检查相较羊水穿刺的优势是无创性，对胎儿没有伤害，但并不是绝对可靠的。你也许会被告知低风险，但胎儿实际上患有唐氏综合征。相对地，你也许会被告知高风险，但胎儿是健康的。

筛查的准确率　在年龄超过35岁的女性中，超过80%患有唐氏综合征的胎儿能够被诊断出来，但有20%的胎儿被漏诊。检出率与你进行三联筛查或四联筛查以及你的年龄相关。一般来讲，四联筛查比三联筛查有更低的假阳性结果。如果你能够选择，四联筛查是40岁以下女性最好的选择。但是，如果你必须知道你的胎儿有无唐氏综合征，那么你需要跳过该项筛查直接进行羊水穿刺。

对待结果

尽管你的结果是阳性的，胎儿患有唐氏综合征的概率还是很低。结果会告诉你此次妊娠唐氏综合征的风险——你可以将此项风险与进行羊水穿刺发生流产的概率进行比较。记住，你并不仅仅是因为筛查阳性就进行羊水穿刺，这完全是你的决定。如果你的血清免疫学检查的结果是阴性的，那么你的胎儿患有唐氏综合征的机会非常低，你不需要进行羊水穿刺。

结果

■关于胎儿的健康，结果能告诉我什么？

结果只能告诉你胎儿患有唐氏综合征或其他染色体畸形的高风险或者低风险。检查还能告诉你胎儿是否存在患有神经管畸形的高风险（见上文）。因为你的孕周是计算的一部分，如果你记错了末次月经的时间，结果也有可能不准确。双胞胎也会导致检查错误。

■多长时间得到结果？

在进行检查后1周左右的时候你通常能够拿到结果。结果会以报告的形式给出，医生会根据结果和你进行讨论。

超声检查

　　大多数女性在妊娠的特定阶段要进行超声检查。如果你就进行一次，那么一般发生在孕18～22周。进行超声检查有三个目的：确保胎儿大小符合孕周；检查胎儿发育；评价胎盘和羊水，确保它们处于正常状态。

　　超声检查使用声波来生成胎儿在子宫内的影像。声波从探头发出，到达胎儿并产生可以在检测器上能被监测到的影像。超声能够给你的医生提供很多关于胎儿发育和健康的信息。

接受检查

　　平躺在床上，露出腹部，检查用的耦合剂会被涂抹在你的皮肤上。医生或超声科技师会用探头在腹部移动，胎儿的图像在屏幕上出现。一次超声检查通常要15～20分钟（基本检查）或者最多需要90分钟来进行第二阶段的检查（更详尽的检查）。如果在以前的超声或其他检查时有任何关于胎儿的疑问的话，你需要进行第二阶段的检查。

你的预产期

　　预产期由末次月经日期计算得出。但是，超声检查通常用来确定预产期。如果你的超声检查显示胎儿大于或者小于妊娠期，那么你的预产期可能会被重新计算。

超声显示

　　检测先天畸形，特别是那些精细的部分，需要在医学中心进行。大部分医院在怀疑有问题的时候会进行第二阶段的检查。

胎儿大小

　　胎儿的头部、腹部和股骨被测量以得到胎儿的大小，是否符合孕周。

大脑、心脏和其他器官

　　异常情况如脑积水和严重的心脏畸形能够被发现。尽管没有重要的结构性畸形被发现，但一些检查结果也很重要，这些会轻微增加唐氏综合征的风险。如果你已经进行了绒毛膜活检或者羊水穿刺，就可以安心了。如果出现复合畸形，你会被转诊至胎儿医疗中心。其他发现增加患有轻度健康问题的风险增加。比如肾积水，有可能是胎儿肾脏排泄功能异常的征象之一。尿液反流在男孩中更常见，而且在出生时就能被确诊，通常会逐渐缓解。

神经管畸形

　　超声检查能够发现95%的神经管畸形，如开放性脊柱裂（请参阅第77页）。

手、脚、肢体和面部特征

　　身体问题如唇腭裂或者马蹄足通常能够在超声检查时被发现。

胎盘和羊水

　　你的超声检查能够确认胎盘是否生长在正常的位置，并没有阻挡在宫颈上（前置胎盘，请参阅第113页）。检查还会测量羊水水平。

对胎儿的检查

超声检查会检查胎儿大脑中的液体、大脑后部的形状、脊柱、上唇、心脏、胃部、双肾、膀胱、胳膊、腿和脚。超声还会检查任何结构性问题，如神经管畸形、唇腭裂、马蹄足、心脏问题或者大脑畸形（请参阅对页）。

超声仅仅能检查胎儿发育的状况，但不能观察到器官的功能。超声不能告诉你胎儿的智力或者胎儿的肝脏能否正常工作。

唐氏综合征　仅仅进行超声检查不是排除唐氏综合征的好方法。但是，超声能发现那些软指标，这些软指标的存在会提示胎儿患唐氏综合征的可能性。以下这些征象都需要进一步的检查。

■ 下肢或者上肢骨骼短小。

■ 鼻骨缺损或短小。

■ 颈后部皮肤增厚。

■ 心脏影像中发现强回声，但是此项发现仅能说明胎儿有可能出现心脏畸形。很多出现心脏影像检查强回声的胎儿都有正常的心脏结构。

■ 一侧肾脏或者双侧肾脏有积水（称为肾积水）。肾积水有可能是尿液反流的征象，并不严重，通常在宝宝诞生之后得到缓解（请参阅对页的表格）。

■ 脉络从囊肿——在大脑周围环绕着的小水泡状结构。不常见，超过99%会在出生后消失。如果胎儿的染色体是正常的，这些囊肿并不意味着你的胎儿有任何智力问题或者发育异常。

■ 小指弯曲，一般出现在1/100的正常胎儿中，但更常见于唐氏综合征的患儿。

如果你已经进行了妊娠早期或中期的针对唐氏综合征的筛查，检查出上述任何一个单一征象不用过于担忧。但是，如果你没有进行筛查，或者已经有一个阳性的结果，并伴有两个或更多的征象，医生会与你就结果进行讨论，你会被转诊到胎儿医学中心寻求建议。胎儿患有唐氏综合征的机会仍旧很低，但这些发现有可能会改变你关于羊水穿刺或者脐血穿刺的想法。如果有一些心脏畸形比较严重的情况，你有可能被转诊到能够进行心脏专科检查的地方再次确诊。

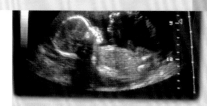
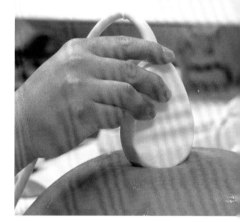

*孕20周时的超声图像*能很清楚地显示胎儿，能够提供更多关于胎儿发育和健康的信息。

男孩还是女孩？

除非胎儿蜷缩起来或者双腿紧闭，你都能通过超声得知胎儿的性别是男还是女。如果你并不想知道胎儿的性别，请告知超声技师。一些医院有规章制度，不能告知胎儿的性别，有的医院则会在你询问时告诉你。

羊水穿刺

　　羊水穿刺能提供任何关于胎儿染色体问题的确切诊断，如唐氏综合征、18-三体综合征、神经管畸形。通常建议年龄超过35岁的女性进行此项检查，因为在超过35岁之后患染色体异常的风险大大增加。检查通常在孕15～18周进行。

　　在子宫中，胎儿被羊膜囊内的羊水包裹和保护。羊水由胎儿的尿液和皮肤或泌尿系统脱落的细胞构成。羊水穿刺的目的就是取出羊水样本，收集并在实验室中培养细胞。当细胞数量足够时，细胞中的染色体（携带遗传物质）就会被观察并分析。检查需要3周的时间。

做决定

　　医生会在看到你妊娠早期的检查结果，包括颈背褶皱筛查（请参阅第56～57页）之后和你讨论进行羊水穿刺的可能。另外，你可能也想知道胎儿是否有患唐氏综合征的确切答案，从而考虑进行羊水穿刺。

　　优缺点都要考虑到。羊水穿刺的结果能够给你确切的信息，但存在小概率的流产可能。风险为0.25%～0.5%（换句话说，有1/400～1/200的女性有可能在羊水穿刺之后流产）。一些女性已经下定决心无论如何都要保住胎儿，所以进行检查是承担不必要的风险。另外一些则在孩子的生命质量下降和想确切地知道他们要面对什么中苦苦挣扎。做出进行检查的决定非常艰难，因为这项检查很可能会导致流产。每对伴侣都要决定获得羊水穿刺能够给予的信息到底有多重要。

　　如果检查结果是阳性的，他们需要考虑是否终止妊娠。你的医生会和你进行讨论，你会发现和亲密的朋友、家庭成员或者心理咨询师交谈对你有所帮助。

照顾自己

　　很多进行了羊水穿刺的女性认为将整个经历想象成一项三重障碍赛，每次集中关注一项障碍非常有帮助。第一项是穿刺本身；第二项是在进行羊水穿刺之后，流产风险最大的时候；第三项则是在等待漫长的3周之后得

结果

■ 多长时间能够得到结果？

　　如果你愿意多花些钱的话，你能提前得到预估结果，但是你仍然需要最终的诊断结果来证实，而这会需要3周的时间。

■ 关于胎儿的健康，医生会告诉你什么？

　　羊水穿刺的最终结果会告诉你胎儿患有唐氏综合征或者染色体异常的可能性。

■ 从羊水穿刺的分析结果中你还能获得什么额外的信息？

　　羊水穿刺除了唐氏综合征外，还能检查其他的染色体异常。如果胎儿存在遗传性疾病，如囊性纤维化，也可以进行羊水穿刺，尽管并不是常规的。

到的结果。在取结果时让别人陪伴，这样你能得到一些支持。

风险有哪些？

在羊水穿刺之后发生流产的风险是1/400～1/200，在进行检查之后随着时间延长，流产的概率也会降低。如果在5天之后，情况一切良好，流产的可能性就变得非常小了。如果出现阴道出血、腹部绞痛或者流出透明液体，请寻求帮助。

做羊水穿刺

羊水穿刺在门诊进行，整个过程需要20～40分钟（时间主要花费在进行超声检查上）。在你进行穿刺之后，医生会建议你在一天余下的时间内保持放松。

对你而言，羊水穿刺会在医生和一位有经验的超声技师的帮助下进行，使用超声得到清晰的子宫影像。在操作进行之前，会用消毒剂为腹部消毒，医生需要插入一根长而细的套管针到达子宫内的羊膜腔，整个过程中都有超声引导。在针穿过子宫壁的时候，你有可能会感到一些不适，就像来月经一样。经历过整个过程的女性会将其描述为不舒服而非疼痛。医生能在整个过程中解释给你听，并在超声屏幕上为你指出。当羊水穿刺完成后，医生会让你休息并观察你一段时间，确保胎儿状态良好，一切顺利之后，你就可以安全地回家了。

对胎儿而言，把针刺入子宫，接近正在发育的胎儿，听起来很可怕，但是采取了预防措施以保证胎儿的安全。超声能够帮助医生找到距离胎儿足够远的羊水区进行穿刺。一旦穿刺针到位，锐利的部分会被立刻移除，这样即使胎儿碰到了针头，也不会造成伤害。

羊水穿刺的确给你的妊娠带来一些风险。如果在整个过程中出现问题，发生流产的机会就会增加；如果没有明显的问题，那么流产的机会是非常低的。

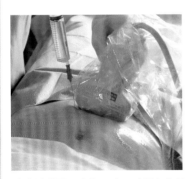

穿刺针被置入腹部，这一过程由有经验的医生来完成。这种操作通常情况下是无痛的。

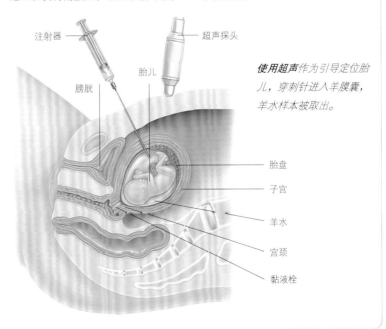

注射器　　超声探头

膀胱　　胎儿

*使用超声*作为引导定位胎儿，穿刺针进入羊膜囊，羊水样本被取出。

胎盘

子宫

羊水

宫颈

黏液栓

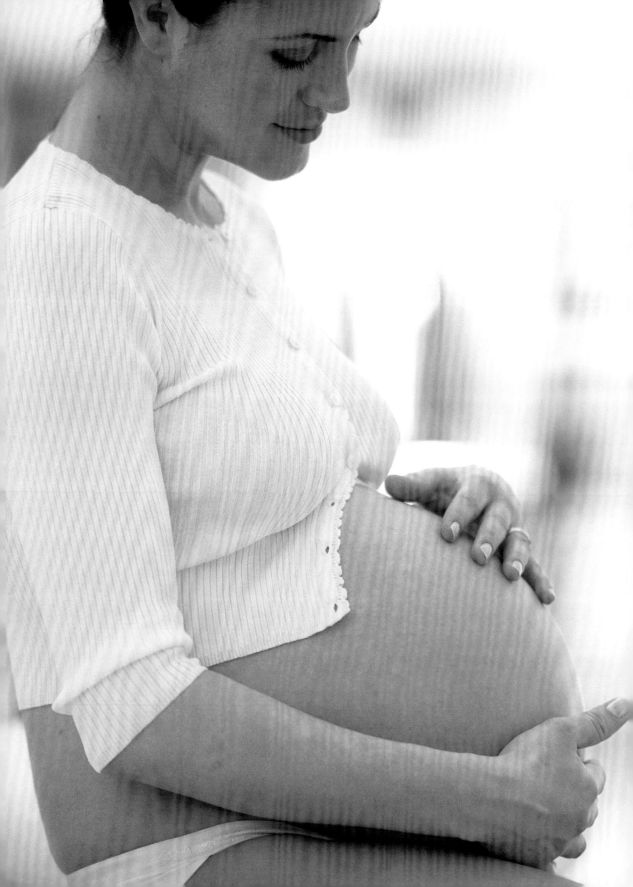

妊娠晚期
期待些什么

到了妊娠晚期，你可能会常常感到疲惫不堪。高高隆起的腹部使你无论做什么都感到碍事，这时候要尽可能地休息和放松，以便为分娩保存体力。

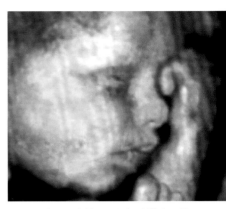

三维超声下可完美呈现妊娠晚期胎儿的面貌。

身体变化

背痛、消化不良、下肢水肿、睡眠质量差，以及每隔5分钟就要去小便一次，都预示着绝大多数孕妇迎来了宝宝出生前的倒数几周。

为了缓解这些身体不适，可以试着计划好日常活动，放缓妊娠晚期的生活节奏，给自己一些时间为宝宝的到来做好充分的"筑巢"准备。如果你还没有开始为此做准备，这时就可以和你的伴侣探讨在宝宝出生之后的照看问题和家务分工。

在预产期来临之前，安排好公司的事务，并告知公司和同事你的产假计划，这会让你在重返工作岗位时获得热烈的欢迎。但是，如果条件允许的话，减少你的工作量，保证在工作间隙能有固定的时间来小憩一会儿，避免过度疲劳。

适当的体力活动和丰富而优质的营养摄入能保障你在分娩的过程中有足够的体力，并能加速产后恢复，还能预防多种妊娠晚期不适。在最后这段时间里，医学检查包括血糖检测，以诊断妊娠期糖尿病。如果你属于高危妊娠，还要定期进行胎心监测，以判断胎儿的健康状态。

你的胎儿

在妊娠晚期，胎儿的生长十分迅速，到最后一个月，胎儿体重每周最多可增长0.25千克。胎儿的主要器官进一步发育成熟，更多的钙质沉积在骨骼上，让他更加强壮。

尽管此时胎儿仍旧呼吸羊水，但肺部已经开始为呼吸空气做准备了。胎儿的大脑进一步发育，并形成更加复杂的连接，听力日臻完善。在妊娠晚期的最后，你的宝宝开始做梦了。此时，胎儿可能已经长出满头胎发，他的身体被一层厚厚的蜡脂样物质所覆盖，这就是胎脂。

妊娠晚期是分娩的倒计时，在最后的几周里，保持日常的生活节奏，调整心态，并为分娩保存体力。

你的身体

在妊娠最后3个月里，胎儿的身体变化主要表现在体积和体重的迅速增长上。许多孕妇在这一时期感到非常不舒服，因而分娩来临前几周的日子十分难熬，像一生那么漫长。不断增大的胎儿对膀胱造成压迫，你会感受到消化不良、气短及其他常见的不适症状。

度过最后的几周

妊娠晚期被称为"妊娠的痛苦"阶段，任何一个经历过这个阶段的孕妇，都像虔诚的宗教教徒一样充满耐心。这期间出现的一些不适只不过是一些暂时性的小麻烦，所以你不必为此担心。而其他一些关于胎儿的变化更值得引起你的关注，并要尽早觉察出这些征象。

值得警惕的征象　在最后的几周中，脚和小腿的水肿症状往往会加重（请参阅第105页）。值得警惕的是在其他意想不到的地方出现水肿，如手和脸，或者一条腿的水肿症状突然较另一条腿加重。如果上述症状出现，请立即联系你的医生。短时间之内体重迅速增长是液体潴留的征兆，应立即与你的助产士联系，以获得她的专业指导。

食欲

许多孕妇在妊娠晚期会常常感到没有食欲。导致这一现象的原因有几种。首先，也是最主要的原因：随着胎儿身体体积越来越大，他使你的胃受到挤压，从而很难再容纳常规的食量；其次，反酸（消化不良，请参阅第101页）在妊娠晚期达到高峰，影响孕妇的食欲。这一方面是因为在妊娠晚期孕激素水平较高，使得连接胃部和食管的肌肉变得松弛；另一方面是因为增大的子宫挤压胃部，使得胃内的压力增加。

但是在这段时间里少吃一些不会给你的宝宝造成危害。

你仍需要足够的热量来维持胎儿的正常体重增长。在这个阶段，养成定时吃一些小零食的习惯有助于摄入足够的热量。另外，可以使用抑酸药物治疗消化不良。

睡眠

在妊娠晚期，孕妇的夜间睡眠变得更加困难。这好像是对女性适应孩子出生后陪孩子一起度过的那些不眠之夜的预先训练。但是，如果可能的话，

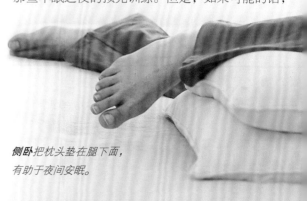

*侧卧*把枕头垫在腿下面，有助于夜间安眠。

正确应对摔倒

在妊娠晚期身体会更加笨拙，稍不留意便容易摔倒。一般来说，如果你摔了一跤，最好还是做个全面的检查，即便并没有直接摔到你的腹部。因为在这一时期，胎盘变得更加脆弱，摔跤的力量强度足以让胎盘从子宫壁上剥离。如果你摔倒了，医生会留你观察几个小时，以确保你没有产生宫缩。你还需要进行一些抽血化验，以检验是否有胎盘出血的迹象。如果血液化验的结果是正常的，你也没有产生宫缩，胎儿的胎心监护结果也是正常的，那么这一跤基本不会对胎儿造成不良影响。

充足而良好的休息有助于你更好地应对像马拉松一样漫长而疲惫的分娩。此时很多女性发现夜间在舒适的椅子上采取侧卧位睡眠能令她们睡得更好。

把枕头堆起来 把家里的枕头都收集起来，在床上围成一个舒适的"小窝"，这或许是一个有效地提高你的睡眠质量的好办法。尽管你的伴侣也许会觉得被排斥在外。多尝试一些方法来治疗反酸，这样你就不会因此而一直被失眠困扰。如果那些简单的小方法都不起作用，不妨买一个孕妇抱枕试试——有些孕妇觉得抱枕挺好用的。最后一招就是在工作条件允许的情况下，利用白天的工作间隙小睡几次。

与走路有关的问题

很多女性发现在妊娠晚期走路变得特别困难。不仅是因为迅速增长的体重，而且是因为你的骨盆发生了变化。越接近分娩，骨盆上的韧带变得越松弛，你的骨盆变得不再稳定。一些女性发现骨盆及耻骨联合处会发生活动和疼痛。已经生育过多个孩子的女性更容易出现这种疼痛。

为了顺利度过这段艰难时期，你应当走得慢一点，当你需要坐下或者站起来时，最好请旁边的人扶你一下。不要勉强自己做一些危险动作，如剪脚指甲，不妨请他人——专业的服务人员或者其他人代劳。

在妊娠晚期，随着身体灵活性的降低，你所有的关节都变得"松弛"，这会大大增加关节损伤的风险。如果你能有这种风险意识，并多加留意，那么就不会有事。

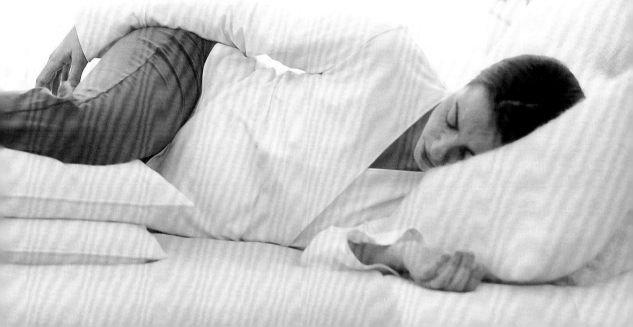

你的情绪

妊娠晚期身体的巨大需求会使你耗尽体力，并影响你的情绪调节能力。在为孩子降生而做准备的过程中，你可能会出现很多复杂而矛盾的心情——既为最终能怀抱自己的新生儿而激动不已，又对即将面临的分娩充满恐惧，还对自己不知如何应对这一切而感到忧虑。现在是时候将所有注意力都集中在这件大事上了，你要在身体上和精神上做好准备。

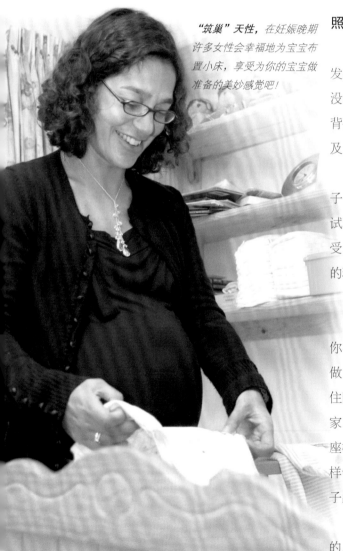

"筑巢"天性，在妊娠晚期许多女性会幸福地为宝宝布置小床，享受为你的宝宝做准备的美妙感觉吧！

照顾好你的需求

在胎儿快速发育的同时，你的身体也在为了分娩而发生相应的变化，即使你的整个妊娠过程是健康的，也没有发生什么小麻烦，你也会遭遇很多身体上的不适。背痛、下肢水肿、胃部反酸、睡眠困难、身体笨拙，以及"孕傻"，都能让原本简单的小事变成沮丧的难题。

在感觉体力不支的同时，你还有很多事情要在孩子出生之前做好。你会为自己能力有限而有挫败感。试着把自己的期望值调整到让现在的身体状态能够承受，你达不到妊娠之前的高效率或者能力，这是正常的现象。不要勉强自己。

优先性安排　制订一个优先级计划表，可能会对你有所帮助。将精力集中在那些在孩子出生之前必须做的事情上，如产前检查、整理待产包，安排好在你住院期间你的其他孩子的生活。当你产后从医院返回家中时，你需要准备很多的婴儿必需品，如婴儿安全座椅、一些尿片、几套新生儿衣服、一个婴儿篮，这样你从一开始就能到处活动。其他所有东西可以在孩子出生之后再买或者再做安排。

此外，做一些让自己感到愉快的事情也是很重要的。为孩子购买衣服或者玩具的过程会给你带来很多

单身妈妈应该做的准备

在妊娠的最后几个月，单身妈妈会变得非常情绪化。参加孕妇课程和妊娠晚期的身体不适都在告诉你：你不得不自己处理做医疗决定、准备新生儿全套用品、解决经济来源、工作问题等所有事情。

如果你感觉自己应付不来，找一个值得信赖的人帮你度过最后几周和分娩过程是非常重要的。这时候你要做的就是尽量减少工作和日常琐事，做好休息计划比什么都重要。

乐趣，在家庭新成员到来前布置好婴儿房也能让你感到满足。如果为新生儿布置小床也能给你带来快乐，并让你暂时忘却身体上的疼痛，那就放手去做吧，只要是自己喜欢的事情就好。

休息　如果你能得到充分的休息和放松，将会促进产程，并提高孩子出生时的生活质量。这里指的是身体和精神上的休息。照顾宝宝是一件十分辛苦的事情，你会比年轻的妈妈更快地感到疲惫，尤其当你在妊娠期就容易疲劳的时候。但是，很少有女性能为分娩做到充分的休息，所以如果每天没有时间把脚抬高，也不必为此感到苦恼，因为这对宝宝没有危害。

选购合身而好看的衣物　在妊娠晚期似乎没有必要在妊娠期服装上花钱了。但是，此时身体不适和步态笨拙的你，如果能穿着合身而舒适的服装更能让你保持积极的心态。为了让钱花得更有价值，如果你想母乳喂养宝宝，就挑选那些能让你轻松哺乳的款式。

为生产做准备

此时将全部精力集中在孩子的出生上是非常正常的。对即将经历的这一重要过程的恐惧和焦虑也是人之常情，即使这并不是你的第一个孩子。如果你在精神上和情绪上都做好了准备，你会更加胸有成竹。多阅读一些关于分娩的书籍，让自己了解各产程的特点（请参阅第124～125页），知道接下来会遇到什么情况。同时，练习各种让你感到舒适的分娩体位及呼吸方法，有助于缓解宫缩时的疼痛。

与你的助产士沟通好你对分娩的想法。告诉她们你希望采取哪些医疗辅助措施，哪些举措是你希望尽量避免的，你希望在哪里分娩以及采取何种分娩方式，向她们咨询一些能让你在分娩过程中感到舒适的小方法。这些支持都会让你在分娩时信心满满。

> 伴随着分娩的临近，你的心中充满恐惧和兴奋，无论如何，最终你会迎来你的小宝宝。

相信自己的身体　你要认清一个事实，你并不是这个世界上第一个生孩子的女性。数以十亿计的育龄女性都经历过你即将经历的过程，而且她们之中很多人并没有像你一样有这么多医学专家作为后盾。

女性的生理结构使得她们能够胜任分娩的任务，你的自然本能会很好地引导你分娩，尤其是当你心慌意乱的时候。你从生物学上已经做好充分准备迎接分娩，尽管你还没有意识到。因此，尝试相信你的身体并对自己的生育能力充满信心吧！

照顾自己　此时你的心情会相当复杂，也许还有点不稳定，所以尽量在这段时间内纵容自己，思考一下你现在最需要什么——你可能希望有时间独处、阅读，或者思索关于新生命的一切，或者你更想和你的朋友们共处。

你的人际关系

除非你已经有了一个孩子，否则妊娠晚期是你和胎儿合为一体的最后3个月，在人生的新篇章开始前尽情享受当下吧。这几个月你仍可以继续为新生儿的来临做准备，你要参加产前培训课程、为宝宝采购物品，并为分娩本身做好计划。

在孩子出生后，你和你的伴侣需要时时刻刻考虑这个新的家庭成员的需要。你平时的生活节奏也要随之调整，特别是在孩子出生后的头几个月中，新生儿需要你全身心地投入到对他的照顾中。

因此，在妊娠期的最后几周内，你和伴侣二人可以制订一份特别的活动计划表。因为当宝宝来临之后，你们可能很长一段时间无法享受二人世界的轻松时光，如出门共进晚餐、参观博物馆、一起度过浪漫的周末、去电影院看电影、随心所欲地聊天（毕竟，你俩的谈话主题马上就要都变成关于宝宝的了）。宝宝的来临给你的生活带来的改变，就像婚姻生活给你带来的变化一样巨大而深刻。

一起为分娩的到来做准备

孩子的来临让你既兴奋又忧心忡忡。最终能够怀抱你的宝宝的激动心情，以及对产程的长度和分娩疼痛的恐惧心理等复杂的情绪交织在一起。

男人们常常担心自己不能在伴侣分娩时给予支持和帮助，以及当看到自己的新生儿时不知所措。年纪稍长的父母会担心他们的宝宝存在健康问题。如果这是你第一次分娩，最重要的是你和你的伴侣能开诚布公地表达彼此的希望和担心。讨论一下你对分娩的一些想法，并认真倾听另一半的看法。你不是一个人在面临挑战，你的伴侣也不需要独自面对他的恐惧。你们应该齐心协力面对这件事情。

一起参加产前培训课程能让你们对分娩和养育宝宝有更加真切的认识，也有助于你对孩子出生后的事情以及如何为人父母提前做好计划。现在就要考虑一下在孩子刚刚出生的几日内，该如何与你的伴侣协调不同的意见，如你希望他能够陪伴你，而他想的是重返工作岗位并将新消息与他的同事分享。你们可以就这些想法进行交流，并阐明你的需求，以便更好地给予对方支持，在现在这个生命中的特别时刻更显得非常重要。

> 与你的伴侣一起为顺利分娩而努力，你就不会感到孤独无助。

你伴侣的角色　当你将全部精力投入到胎儿的生长发育时，你的伴侣如果能为宝宝的到来提前做一些准备就显得十分重要。对于一些男性而言，开始学习为新生儿投入时间和精力是艰难的一步。

你的伴侣懂得照顾宝宝是非常重要的。作为父母不是一件容易的事，你需要投入大量的时间和精力。如果你们两人决定继续工作，那么你的伴侣能够花时间和精力照顾新生儿就显得尤为重要，这样你才会有时间和机会重返工作岗位。你需要帮助他适应新生活对他的要求。因此在孩子出生前，就让他承担一些准备工作也许是个再自然不过的开始。

在孩子出生之后，一些男性并没有像他们承诺的那样花费大量精力来照顾宝宝，这是因为他们并没有做好准备。给予你的伴侣简单明确的指导，让他知道应该做些什么。现在你们就可以开始讨论哪些工作由他负责，并记录双方达成一致的意见，这样等孩子出生之后你们便可以相互督促。没有人喜欢做家务！伴侣之间为此有一些抱怨和争执都是正常的。但是，明确分工可以让你们互相体谅，从而做出一些让步。

孩子出生的准确时间是无法预料的。宝宝比预产期提前两周或晚两周出生都是正常的。如果你希望你的伴侣在分娩时陪伴在你的身边，就要在临产时立刻告知医务人员。对于很多女性而言，知道自己的伴侣会在最短时间内赶来并陪伴她们，这能让她们从对生产的恐惧中冷静下来。因此，建议让你的伴侣提前安排好工作，以便在你突然分娩时能立即赶往医院。

通知你的其他孩子

妊娠的最后几个月是让你的其他孩子为弟弟/妹妹的到来做准备的好时机。许多孩子常常会争着照顾宝宝，让哥哥/姐姐来照顾宝宝（你需要将这个消息不止一次地告知年幼的孩子），在购买婴儿衣物、摇篮和玩具的时候可以让他们帮着出谋划策。建议你在小宝宝出生那天送给哥哥/姐姐一个惊喜的小礼物，以感谢他/她是如此棒的大哥哥/大姐姐。

向你的孩子做保证　你要做好心理准备，此时年幼的孩子为了吸引你的关注常常会出现行为倒

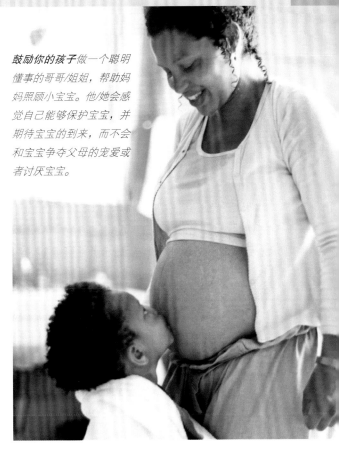

*鼓励你的孩子*做一个聪明懂事的哥哥/姐姐，帮助妈妈照顾小宝宝。他/她会感觉自己能够保护宝宝，并期待宝宝的到来，而不会和宝宝争夺父母的宠爱或者讨厌宝宝。

退。在妊娠晚期，你会发现扶起正在学步的幼儿变得非常困难，而他恰恰需要很多拥抱。多给予你的孩子鼓励，而不是给予孩子压力，如训练孩子如厕，这个时候是很难的。

提前安排你的孩子，并告诉他们在你分娩及产后的几天内谁会负责照顾他们、接送他们上下学、给他们做饭，他们能否去医院或者新生儿中心看望你和宝宝，以及让他们知道你何时能出院回家。这些事情你可以征求孩子们的意见，让他们自己做选择，并积极投入到计划的实施中来。

如果你的孩子将陪伴你分娩，可以告诉他/她你会很痛苦，但这是分娩中很自然的事情，所以无须担忧。

你的事业

你的一般健康状态和生活中的压力程度决定你在最后这段日子中的经历可能非常辛苦，也可能是值得期待的过程中的完美总结。你的体力和情绪状态决定了最后这段时间的工作安排，无论如何你都要控制你的工作强度，并为即将到来的产假做好准备。

无论你此时的工作状态良好，还是在苦苦地为生计而操劳，在工作中你都要掌握两个原则。首先，确保能顺利工作和休产假，这样当你休完产假回来上班时，你的同事和老板都会欢迎你的回归。其次，减轻工作强度，缓解压力，这样你才有时间和精力来为你的宝宝做好充足的准备。

掌握好工作节奏

在产假之前的最后几个月，你要让自己看上去和做起事来都非常高效而专业。

尽管在妊娠最后几周，你的体力已经负荷很重，并且你花在即将出生的孩子身上的心思要远多于你的工作。你在这一时期的工作表现影响着你产后回归工作的计划和他人对你工作能力的评价。在产假前这几周中冷静沉着的处事风格会提升他人对你的信赖，从而给你带来更多工作便利，如更加灵活的工作方式，这只有那些被老板信任的雇员才能享受。

有时候，你的同事和老板可能会质疑你完成工作的能力，特别是当你看上去大腹便便、行动不便的时候，而将一些重要的项目分配给其他同事，你也许会因此错失进一步提升的机会。如果你有自信能参与这些工作，或者你已经将这些项目列入自己的工作计划，并且该项目归属于你的责任范围之内，你就应该努力将这个机会抓住。如果你的妊娠过程十分顺利，也没有发生什么严重的情况，那么你的同事和老板就不会不信赖你产后的工作能力。

在你离开之前开始进行一些工作交接。

妊娠期间的病假

如果你因为与妊娠相关的疾病而无法继续工作，你的老板仍然要照常付给你薪水。但是，如果你在预产期的前4周内因为身体问题不能工作，你可以开始休产假（实际上你可以从预产期的前11周开始休产假）。你的老板应把与妊娠相关的病假单独计算，并与普通病假区分处理，因为这些病假应该属于产假的范围，否则他将面临处罚。

妥善安排产假前的工作计划

如果可能的话，尽量选择那些在产假开始前就能结束的项目，并且是你比较熟悉的工作。如果你是某个项目团队中的一员，与其他人协调好，并在休产假之前完成你的那一部分工作。认真做好自己的本职工作，安排好自己的计划，你会因为自己的贡献而得到更高的评价，尽管你可能已经开始休产假了。

控制你的工作量 在宝宝出生前的最后几周，处理好工作与妊娠的特殊需要之间的冲突非常关键。生宝宝可能是你这一生中经历的最富有挑战性的事情，为此你需要保持良好的身体和精神状态。控制好工作量是你在这段时间内体现专业工作精神和高质量完成工作任务的关键。

交流你的产假计划 大多数人都不喜欢无法掌控的生活。最好能提前将详细的产假计划告诉你的老板和同事，特别是当他们会因为你的暂时离开而受到影响，并且增加他们的工作负担的时候。与他们坦诚地沟通有关产假的细节好让你的同事能够提前安排未来几个月的工作计划。同时，这样的安排对你将来的工作交接也是有利的。

表达你的感激之情 妊娠是影响你生活的一件大事，使你将关注点都放在自身和胎儿身上，因此很容易让你忽视妊娠对周围人的影响。大多数公司的现状是，你的同事会接手你离开这段时间内的所有工作。在同一个项目的工作伙伴会帮助你分担工作，

因此，你主动表达对他们的赞赏，也会赢得他们对你的欣赏。至于如何向他人表达感激是你自己的事。一句感谢的话，或者帮助其他人熟悉你的工作任务，会令你的人际关系更加融洽。

开始你的产假

根据你的工作岗位，你可以挑选一个合适人选来接替你的工作。那个人应该最熟悉你的工作任务，并能直接处理与你工作相关的问题。你要确保他了解你正在进行中的工作的详细资料和某些需要说明的事项，并在你休产假期间能胜任你的工作任务。

仅把你的家庭联系方式告诉必要的人，即使你认为自己在工作上的作用很大，也不愿意在休假期间你和新生儿受打扰而得不到充足的休息。来自工作单位的电话可能是不受欢迎的，因为它往往会打扰你的生活。通知同事们在产假期间如果谁想要联系你可以直接找与你单独联系的那个人，由他负责转达。

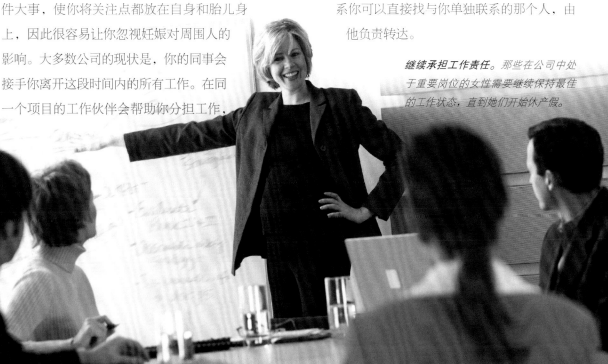

继续承担工作责任。那些在公司中处于重要岗位的女性需要继续保持最佳的工作状态，直到她们开始休产假。

锻炼项目

到了妊娠晚期，你会感觉身体笨重和非常疲惫，当胎儿的头部进入骨盆时，你在走路的时候会变得十分吃力，此时不宜继续做运动。但是，如果你有能力运动的话，不妨坚持下去，因为在妊娠晚期坚持规律的运动会对你的身体很有益处。

现在，你的身体要负荷很多的额外工作。在妊娠晚期，你的心输出量是孕前1.5倍，心率也比孕前快15次/分钟。在有些情况下则应停止运动，如怀有多胞胎时。因此，你要经常与你的产科医生沟通你可以做哪些锻炼项目。

运动的益处

妊娠晚期的运动对改善你的健康状况好处多多。

■ **下肢水肿**：水肿通常是由于血液循环不畅和体内代谢的减缓。运动，尤其是游泳，能够帮助缓解这一症状。

■ **便秘**：运动能够增加代谢率，加速营养物质的吸收和代谢废物的排泄。

■ **分娩和产后恢复**：经常运动的孕妇的分娩过程更短，更省体力，并发症少，产后恢复快。

推荐的锻炼项目

胎儿的体重和你有限的活动能力制约着你能够进行的锻炼项目。游泳及其他水中活动是孕妇比较理想的锻炼方式，因为水的浮力可以分担你的体重，并有利于增加心脏的血液供给。

安全的运动

有一些防护措施能够确保你和胎儿在运动中的安全。

选择安全的活动　很多低强度运动在这一时期是安全的。现在胎儿的体重给你的骨骼和肌肉带来沉重的负荷，包括背部和骨盆的肌肉。为了适应分娩的需要，这些肌肉正在逐渐变得松弛，让骨盆松弛的酶也同样会让其他关节变得松弛。所以，此时你更容易发生关节损伤。避免进行弹跳运动，如慢跑或者高强度的有氧运动。不妨选择如快走这样的活动代替慢跑。

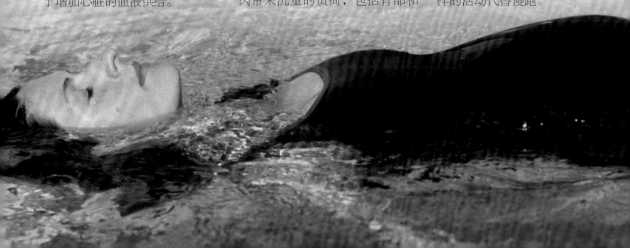

降低运动强度　合理的运动强度是你在运动后会感到精力充沛。否则，你就可能运动过量了，应该选择强度更低的活动。减少或者取消一些项目，如果你已经感觉很累了。

避免高风险运动　腹部受伤的后果往往是非常严重的，所以避免那些有可能导致摔倒的运动，如身体接触性运动、极限运动和球类运动。这些运动都要求很好的平衡感和协调性，而当你的腹部达到分娩前的最终形态和重量时往往容易失去平衡。在妊娠晚期，你的身体增加了大约额外的18千克的负荷，并且大部分体重都集中在你身体的前部，因此你的身体重心就会发生变化。

游泳是孕妇的理想运动。对于妊娠晚期的女性，让水的浮力支撑着你的体重会让你觉得轻松而愉快。

妊娠晚期的理想锻炼方式

锻炼项目	益处和建议	频率和时间
游泳	游泳时动作不要太剧烈，或者仅仅让自己在水中漂浮着。运动前做好身体放松的准备工作，在夏季的时候找一件合身的泳衣，因为你此时的身材比较特殊，所以可能很难找到合适的。	如果可能的话每天一次，或者每周四五次。寻找让你感到舒服的姿势，比较合理的游泳时长是每次20~30分钟。
水中有氧运动	水中有氧运动课程可以帮助你进行更加规律而系统化的身体锻炼，特别是当你自己并没有那么热衷于锻炼时。选择较轻松的有氧课程是一个不错的选择。	如果你觉得可以的话，每周运动三四次。如果课程超过30分钟，在你变得过于疲倦之前就要停止。
下弯单车练习	在妊娠晚期，当你的腹部开始有下坠感时，前倾式单车要比正常的单车更加适合你，但是如果你开始感觉头晕，那么请立刻停止。	如果你觉得可以的话，每周骑几次单车。如果这是你唯一一进行的锻炼活动，每次时间控制在20~30分钟。
太极拳	在妊娠晚期，缓慢、轻柔的太极拳是一种理想运动。太极拳的招式能帮助你放松身心，为分娩积蓄体力。	每天进行10~30分钟。每周两三次可以给你带来明显的益处。
凯格尔运动	做凯格尔运动能锻炼盆底肌肉，使你的盆底肌肉在分娩过程中能够充分伸展，并在产后完全收缩。要想知道哪些肌肉得到了伸展锻炼，你可以在排尿的时候中断尿流，那些能控制尿流的肌肉就是盆底肌肉。当你知道了这一锻炼方法，你就可以随时随地进行锻炼了。	要达到最佳的锻炼效果，每天要多做几次，如当你在等待红灯时就可以锻炼一会儿，每次10下，做5次为好，直到你感觉到肌肉开始疲乏为止。

饮食计划

在妊娠晚期，由于胎儿的快速生长，对营养的需求也在不断增加，因此如不加注意，你很容易发生营养不良。这是因为母体的生理特性决定它会优先满足胎儿发育的营养需求，然后才是你的需求。在妊娠期只要做到均衡膳食，就可以提供给你和胎儿充足的营养。

在妊娠晚期，你通过均衡膳食和服用复合维生素可以很好地满足胎儿的营养需求。特别是，摄入足够的钙和B族维生素——连同其他矿物质和维生素一起摄入，对于你和胎儿十分必要（请参阅第48页和第72页）。

你的生活在这几周内变得更加忙碌，准备饭菜看上去要占用你很多时间，但是这却能提醒你按时进餐，如此一来就可以保障每天摄入足够的能量，你可以从各种食物中获取所需的营养物质

（乳制品、蔬菜、肉类、鱼类、水果、谷物类）。如果你感觉不舒服，特别是当你感到胃灼热和腹胀时，应减少每餐的饭量，在餐间定时吃一些零食。选择那些营养价值高且热量低的食物。你需要制订一个合理的饮食计划，并要努力执行下去，这是让你保持标准妊娠期体重的最佳方法。如果你觉得你的体重增加得过多，切忌在没有医生指导的情况下擅自通过大量节食来控制体重。你的医生会建议你咨询营养师，让营养师给你专业的营养建议。

维生素和矿物质

均衡的膳食能为你和胎儿提供妊娠期间所需要的全部维生素和矿物质。在妊娠晚期，胎儿会逐渐达到他出生时的体重，因此需要摄入更多

水果沙拉中含有大量的维生素，是一道很有营养的菜，在上面浇上一点儿酸奶，还可以提供钙质。

的B族维生素和钙。这两者对于宝宝的血液供应和骨骼发育都非常重要。这些必需的营养元素对你的健康也同样重要。

B族维生素　维生素B_1（硫胺素）、维生素B_2（核黄素）、维生素B_3（烟酸）、维生素B_6、维生素B_{12}（钴胺素）、泛酸和叶酸（请参阅第22页）都属于B族维生素。这些维生素广泛地存在于食物中，并能增强神经系统功能，并帮助食物中有益成分的释放。维生素B_6和维生素B_{12}的特性是它们能够参与红细胞的生成。

你和胎儿都需要这两种B族维生素把营养物质从食物中分离出来，这样吃进去的食物才能帮助神经系统发育，维持身体健康。为了满足你对B族维生素的需求，应吃全麦食物。强化谷物和大米是除全麦食物外最好的B族维生素来源。记住鱼类、肉

在你的日常饮食中，各种营养成分发生着微妙的相互作用，不但有助于胎儿的生长，而且能保障母亲和胎儿的健康。

类、家禽类、奶制品是维生素B_{12}的唯一食物来源，所以如果你是素食者，那么除了饮食外，你还必须额外服用维生素B_{12}。

钙　在妊娠的任何一个阶段都是必需的，但是在妊娠的最后几周对钙的需求量更大，以满足胎儿的牙齿和骨骼的发育。钙质对你的身体健康也非常重要，可以减少妊娠期间钙质流失，预防发生严重的骨质疏松症。如果你没有从膳食中摄入足够的钙质，你的骨质就会加速流失以满足胎儿发育的需求。因此每天你需要吃至少3份奶制品来获得足够的钙质。另外，全麦食物、绿叶蔬菜、鸡蛋和坚果也是很好的钙质来源（请参见右侧的表格）。

推荐营养补充剂量　妊娠期B族维生素每日推荐剂量为：维生素$B_1$1.5毫克、维生素$B_2$1.6毫克、维生素$B_3$17毫克、维生素$B_6$2.2毫克、叶酸400微克、维生素B_{12}2.2微克。通常，妊娠期复合维生素片中都含有足量的B族维生素。妊娠期钙质的每日推荐剂量为1200毫克～1500毫克，而复合维生素中每片的含钙量仅为40毫克～200毫克，这一含量甚至连每日推荐剂量的1/3都不到。如果你决定选用一种营养素补充剂，请不要忘了你仍然需要保证摄入含钙丰富的食物。

必需液体

体液能够帮助你把营养物质输送给胎儿，并带走胎儿代谢的废物，为胎儿构筑血液供给和体细胞。水是最好的液体来源。饮水量充足的尿液颜色是清澈透明的。尿液颜色呈亮黄色或者暗黄色则提示你体内摄入的水分不足了。

调整膳食解决妊娠晚期问题

饮食有助于缓解妊娠晚期的一些不适（请参阅第100～107页）。例如，你有便秘和痔疮，多吃富含膳食纤维的食物，如早餐燕麦或者西梅干。提前做好饮食安排，并且全天都要饮水。

如果你患有妊娠期糖尿病，应该听从医生或者营养师的饮食指导。

维生素B_6和维生素B_{12}的食物来源

维生素B_6和维生素B_{12}对红细胞的构成非常重要。以下食物是维生素B_6的良好来源：
- 牛肉和猪肉
- 鱼类和家禽类
- 面包和糙米
- 烤土豆（带皮）
- 蛋黄
- 香蕉
- 西梅汁和胡萝卜汁
- 坚果和花生酱
- 鹰嘴豆

以下食物富含维生素B_{12}：
- 猪肉、羊肉和牛肉
- 鸡蛋和奶制品
- 白鲑鱼、三文鱼
- 强化燕麦片

钙质的来源

钙质对于胎儿牙齿和骨骼的发育，以及母亲骨质结构的维持都非常重要。以下食物是很好的钙质来源：
- 奶制品
- 沙丁鱼和三文鱼
- 黄豆和豆腐
- 杏仁、榛子和巴西坚果
- 芝麻

绿叶蔬菜、橘子和无花果干中也含有少量钙质。

产前保健

在妊娠的最后3个月里，医生或助产士会增加你的产检频率。在这怀孕的重要阶段，产检非常重要，因为此时是问题的多发期。频繁而规律的产检确保你和胎儿的健康，并且大多数问题都能早发现、早治疗。

一般来说，在妊娠晚期的最初阶段每隔2~3周产检一次。在36周至预产期前这段时间内，产检的频率要根据你的状态来决定。妊娠期并发症如先兆子痫（请参阅第113页），或者胎盘的问题会导致胎儿生长速度变慢的情况在此时会变得更加明显。医生会要求你做各种检查，它们可能是你常见产检的一部分项目，也可能是有针对性的特殊检查项目。

常规检查

产检的常规检查包括血压、体重和尿液，这些是每次产检必做项目。高血压可能会在妊娠期发生，在某些情况下，这可能是先兆子痫的早期表现。医生通过检查尿液可以发现有无尿蛋白的迹象（无或者微量是正常的）和葡萄糖，这是因为尿蛋白增高是先兆子痫的早期表现。而尿液中葡萄糖水平升高则提示你有可能患了妊娠期糖尿病（请参阅第110页）。

体重 你的医生或者助产士会监测你的体重增长情况。特别是监测你是否体重增长过多，而体重增加过多会导致妊娠晚期的并发症（然而，你的体重不能反映胎儿生长的情况）。

血液检查 仅有几项血清免疫学检查在此期间进行，并不是所有的检查都是常规检查的项目。如果你被医生怀疑有妊娠糖尿病的风险，需要进行糖耐量

妊娠晚期检查

检查类型	检查时间	检查结果的临床意义
血清免疫学检查	妊娠28周左右	血液样本被用来检测是否患有贫血；检测抗体，特别当你是Rh阴性血（如果要进行糖耐量试验，可与此检查同时抽取血样）。
尿液检查	每次产检	主要检查尿液中有无蛋白，尿蛋白阳性是先兆子痫的早期表现（请参阅第113页），同时尿糖也可能提示有糖尿病（请参阅第110页）。
糖耐量检查	28周（如果需要）	空腹时血糖水平，喝糖1小时、2小时后分别检查血糖水平。结果提示你是否患有妊娠期糖尿病（请参阅第110页）。
胎心监护	通常从32周开始（如果需要）	把2个探头放在腹部，以检查宫缩和胎心率（仅对被怀疑有胎盘血流异常或有其他高危的孕妇进行）。

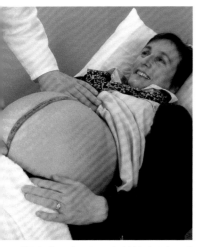

测量宫高和腹围是医生判断胎儿在子宫内发育情况的简易方法。

检查。妊娠期糖尿病在年龄超过35岁的孕妇中比较常见。

糖耐量检查需要喝一种葡萄糖含量特别高的糖水。在喝糖水之后1小时、2小时抽取血样以检查血糖水平。当血糖值低于7.8克/升时即为正常的。阳性结果提示孕妇患有葡萄糖不耐受。如果你的化验结果呈阳性，那么你就需要每天监测血糖水平直到孩子出生。

同糖耐量检测一样，抽取血样也可以用来检查你在妊娠中期的贫血情况是否得到改善。如果没有，你的医生会建议你服用补铁剂来治疗贫血。

最后，在大多数情况下，你的医生也可能检查你血液中影响胎儿血细胞计数的抗体；这项检查对于血型为Rh阴性的孕妇非常重要。

如果你的血型是Rh阴性，你需要在妊娠28周和34周分别接种抗-D免疫球蛋白，可以使你的体内避免出现危害性的抗体。

检查胎儿发育情况

在每次产检时测量子宫的高度来监测胎儿发育的情况，此项检查称为宫高测量。通常，宫高的数值（计算单位是厘米）等于你的孕周数（在妊娠20周之后）。如果你的宫高测量值出现异常，医生会安排你做进一步的超声检查。

监测胎儿

顺利通过上述检查是一个健康妊娠期的重要指标，而其他检查则是针对子宫中胎儿的健康而进行的。

胎动计数表　这是一种能帮助你自查胎儿是否活动正常的方法。如果你能感觉胎儿一直都在活动，你就不需要记录胎动表。但是，由于女性经常在繁忙的时候注意不到胎儿的活动。如果你不确定胎儿的活动是否正常，胎动表就是一种能够帮助你确认胎儿活动正常而让你感到安心的好方法。

每天你都要数10次胎动，并记录下每次胎动出现的时间，这个时间应该在每天的同一时间段出现。如果胎动在往常该出现的时间段没有出现，你需要立刻给医院打电话寻求帮助。

胎心监护　要想知道胎儿是否从胎盘中获得了充足的营养和氧分，可以借助胎心监护和BPP（胎儿生理活动评估）这两种方法。

如果你患有可能影响胎盘供血的疾病，如高血压、糖尿病，或者系统性红斑狼疮（请参阅第18页），你的医生会让你在孕32周之后每周做胎心监护或者胎儿生理活动评估1～2次。

胎心监护会在腹部放2个探头，一个用来监测宫缩，另一个用来监测胎心率。胎心监护的检查方法是，在20～30分钟的时间内，如果胎心率出现2次加速，并且没有大的减速，则为反应型；如果胎心监护的结果显示为无反应型（意味着胎心率没有加速），那么可能胎儿那时睡着了。你的医生会重新进行一次监测，或者安排进一步的BPP。胎儿生理活动评估是超声检查结合胎心率监测，检查有4项指标：羊水量、胎儿活动度、肌张力和呼吸活动。BPP或胎心监护结果为反应型提示你的胎儿在未来1周之内处于低危状态。

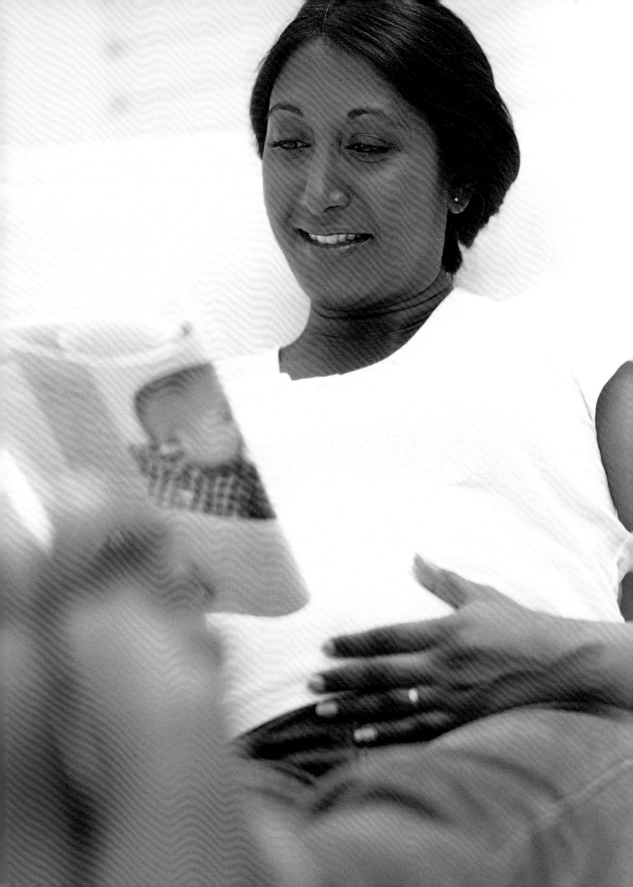

常见的不适症状

妊娠给女性身体带来许多变化，但是这些变化大多数都不会让她们感觉愉快。尽管有一些女性会觉得很痛苦，但是多数情况并不严重。

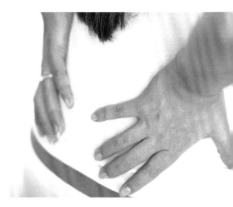

*背痛*也是常见问题，大约50%的孕妇都会遭遇这个问题。背痛更容易在大龄孕妇和经产妇身上出现。

通常，年龄超过35岁的孕妇对常见的妊娠不适感觉尤其灵敏。大龄孕妇认为这些不适是因为年龄的因素而加重的。但是多数事实并非如此。年轻的女性很可能面对与你相同的不适和问题，尽管在某些时候你的年龄会让症状更加严重一些或者更有可能发生一些特殊的并发症。

一般身体健康

妊娠可能会加重你原有的身体问题，并且年龄越大，这些问题就越显著。比如，妊娠期间背痛非常常见，但如果你的年龄越大，背痛就越明显。女性妊娠期间需要特别做好背部护理；同时，加强背部锻炼，注意抬举时要动作轻缓，根据身体状况调整工作环境非常重要。

水肿的腿和脚踝在妊娠晚期十分常见。休息时垫高腿有助于缓解水肿。

压力性尿失禁，是指当咳嗽或者大笑时尿液不受控制地流出，孕妇年龄越大越常见，通常会在第一次妊娠时出现。因此，大龄孕妇坚持锻炼盆底肌肉显得尤为重要。

伴随着年龄的增长，女性的皮肤弹性逐渐变差，对妊娠带来的一些变化更为敏感，如妊娠纹。如果你是经产妇，会发现盆腔的疼痛更加明显，这是因为盆腔韧带已经变得松弛和发生了移位。

常见问题的处理方案

你的医生通过一些有效的小方法就能帮助你解决妊娠期出现的大多数不适。通常，简单的方法都是有效的，如当你的腿和脚踝出现水肿时，抬高你的腿部就可以缓解这一症状。使用药物前应当咨询你的医生，即便是非处方药也不例外。

年龄超过35岁的孕妇更容易出现常见的妊娠期不适，但大多数不适都会很快得到缓解。

妊娠期间的常见不适

大多数女性会在妊娠期间出现有这样或那样的不适，而这些不适会在妊娠晚期加重。有很多解决或缓解这些不适的办法。但是，记住有些常用的非处方药是不能在妊娠期间使用的。要谨记在服用任何药物之前请咨询你的医生。

头痛

一些女性会因为月经周期的激素变化而加重头痛的症状。这些女性会发现头痛在妊娠期间加重，但这并不常见。

治疗妊娠期头痛的首选药物是含有对乙酰氨基酚的药物。含有阿司匹林或者非甾体类消炎药如布洛芬的药物不能使用，因其对胎儿有害。如果你患有偏头痛，你可能需要一些处方药。但是不要服用5-羟色胺受体兴奋剂，如舒马曲坦，因为它能减少胎盘供血量。如果需要，严重的偏头痛能够被止痛药物（如可待因）安全缓解。如果需要，受体阻断剂可以继续用于缓解偏头痛。

通常来说，偏头痛在妊娠期间能够逐渐缓解，大多数女性会完全缓解，或者至少症状明显减轻。如果你在妊娠的最后阶段出现平时并没有出现过的严重头痛，你一定要立刻联系医院，特别是当你出现视觉改变，如视物模糊、闪光感等症状时。这有可能是重度先兆子痫的征象（请参阅第113页）。

▶ **可以安全使用的药物**：对乙酰氨基酚等解热镇痛药、一些受体阻断剂、止痛药物。

▶ **禁止使用的药物**：阿司匹林、布洛芬和其他非甾体类药物。

鼻塞

很多女性注意到妊娠期间鼻塞的症状会加重。鼻塞是由于鼻部黏膜血流增加引起的。雌激素引发黏膜分泌增加。增加的鼻部血供使得脆弱的血管更容易出现症状。当然，鼻塞非常烦人，但这是完全正常的现象，并不会影响胎儿的氧气供给。避免使用鼻部喷雾（纯盐水除外），如果你不持续使用喷雾，那么鼻塞的症状很有可能变得更加严重。如果你发现自己很难入睡，你需要在晚上使用加湿器。

▶ **可以安全使用的药物**：苯海拉明、苯肾上腺素。

▶ **禁止使用的药物**：鼻部喷雾。

头晕眼花

妊娠期间，你的大部分血管都处于放松状态，让血流不受限制地供应子宫和子宫中的胎儿。这会导致血压降低，你更有可能感到头晕。妊娠期妇女对于姿势改变非常敏感，当你起身过快的时候，你会感到眩晕。避免快速改变姿势，如果你感到眩晕，就要坐下来休息。如果仅仅出现眩晕并不能提示任何健康问题。随着孕周的增加，你会发现当你平躺时也会出现眩晕的症状。这是因为子宫压迫并阻断了下肢的回心血流。侧卧时能够缓解眩晕。如果在心悸之后出现眩晕，或者在换成侧卧位后眩晕症状仍旧没有缓解，请咨询你的医生。

牙龈出血

许多女性在妊娠期间都会发现刷牙后牙龈更加容易出血。这在妊娠期间是正常的，因为怀孕之后流向牙龈的血供增加。尽管如此，你需要做好牙齿的日常清洁。牙龈疾病，有可能与早产有关。如果你最近没有去看牙医，你需要每天清洁牙齿或者修补龋齿，但是要尽量避免进行X射线照射，除非必要。

心悸

心悸的感觉就像心脏跳动时漏掉一拍，或是胸腔里"啪啪"作响，在妊娠期间会更加常见，并更容易让你感受到。一般来说，心悸并非严重感觉，如果仅仅偶尔发生，并且你没有其他症状，如头晕。如果你确实在心悸时伴随其他症状，请立刻和你的医生讨论。

乳房胀痛

在妊娠的整个过程中，你每侧乳房的增重最多达500克。在妊娠期间，乳房会有肿胀感，尤其在妊娠早期。这些改变都是正常的，但是你需要戴一个支撑效果好的胸罩。在妊娠早期你可以使用运动型胸罩（睡觉的时候也可以继续戴）。在妊娠中期，最好买几个舒服的妊娠期或是哺乳期胸罩，同时更换你的妊娠期衣物。记住要继续进行你的每月定期乳房检查，如果发现任何肿块，你都必须向你的医生如实反映。

呼吸困难

孕激素在妊娠期间会影响你的呼吸，让你的每次呼吸都变得更深更快。常见的这种改变带来的副作用之一就是呼吸困难。在活动后呼吸困难的症状会更加明显，比如在爬楼梯的时候。这种感觉是正常的，这与你的身体笨

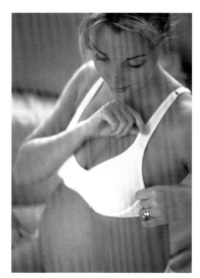

运动型胸罩能够在很大程度上减轻乳房的胀痛感，在妊娠早期就可以使用，在睡觉的时候也可以使用。

重、妊娠年龄太大都没有太大关系，也不代表你有心脏或者肺部的问题。随着宝宝逐渐长大，呼吸困难的症状可能会越来越显著，尤其是当你想平躺时，情况会变得更加糟糕。有些女性甚至在妊娠晚期需要保持半卧位才能睡个好觉。

消化不良

孕激素能让子宫肌肉变得松弛，这样妊娠才能继续进展。同时，其他的平滑肌也在变松弛。其中一个副作用是胃和食管之间的贲门肌肉也会变得松弛，再加上增大的子宫不断压迫胃部，在二者的共同作用下，你有可能出现消化不良。和其他常见的情况相反，你具体吃了什么其实影响很小，当然，如果你吃了很多食物一定会让症状变得更加严重。

主要的影响因素是胃内容物的酸度和你的体位（如平躺或站立）。

抑制胃酸的药物能够有效地减少胃酸分泌。很多非处方类的抗酸药在妊娠期间使用都是安全的，特别是那些含钙的抑制胃酸分泌的药物更加对症。但是，很多女性需要更加强有效的抗酸

药物或者组胺受体拮抗剂，这些药物需要药剂师或者医生开具处方。同样，在餐后不要马上躺下来或者弯腰，也能缓解症状。

▶**可以安全使用的药物：**组胺受体拮抗剂；含有碳酸钙或者碳酸镁的抗酸药。

腹痛

几乎所有的怀孕女性都会存在一些腹部疼痛的症状。关键是知晓疼痛是否提示了其他更加严重的疾病。在妊娠早期，由于子宫增大和肠道功能受孕激素水平升高的影响，有一些轻度的腹部不适（如胀痛）。这是子宫在怀孕之后的反应和增长的孕激素作用在小肠平滑肌的综合结果。当你进入妊娠中期，非特异性腹部疼痛变得常见。很多都源于胀气。子宫两侧位置的疼痛，由于子宫支持韧带的绷紧引发（圆韧带疼痛），也非常常见。当你进入妊娠晚期，子宫活动增加，或者出现假性宫缩。这些宫缩感觉像是子宫变紧变硬，但不会特别疼痛。如果34周之前你开始出现疼痛性的子宫收缩，或者背部疼痛反复发作，请及时就医。

▶**可以安全使用的药物：**对

警示信号

妊娠早期，任何腹部疼痛伴随下列症状者，需要立即就医：

■ 较多的阴道出血，点滴样阴道出血不算。

■ 高热超过39℃。

■ 异位妊娠病史或者子宫内放置避孕环。

■ 小便时有烧灼感。

妊娠中期，如果腹部疼痛伴随有任何以下症状，需立即就医：

■ 任何阴道出血，包括点滴样出血。

■ 阴道分泌物显著增加，特别是水样或者黏液性分泌物。

■ 高热超过39℃。

■ 阴道坠胀感。

乙酰氨基酚。

胀气和肿胀

在孕激素的作用下小肠会降低运动速度，从而导致肿胀感。肠道内的气体绝大部分来源于细菌对碳水化合物的消化活动；小肠运输食物的速度越慢，细菌用来消化食物的时间越长，肠道就会产生更多的气体。如果你无法正常排气，避免进食那些可能引起胀气的食物，比如豆类、花椰菜、西蓝花和卷心菜。

避免饮用增加小肠气体的碳酸饮料，但是可以多喝水。饭后散步能刺激消化道蠕动。

真菌感染

尽管妊娠并不与阴道真菌感染的增加直接相关，很多女性在治疗反复发作的真菌性阴道炎时都对使用抗真菌药物感到担忧。

非处方类抗真菌膏和阴道栓在妊娠期间使用都是安全的。如果你患有胎盘前置，你的医生告诉你不要放任何东西进入阴道，因为你需要避免使用引导杆并将膏体涂抹在阴唇上和阴道的下部。如果你的真菌感染没有好转，医生会给你做进一步检查，并更换其他药物。

▶**可以安全使用的药物：**非处方抗真菌类药膏如克霉唑。

尿失禁

超过半数的女性在妊娠期间都会出现不同程度的尿失禁症状。当然，在妊娠早期，你会留意到尿频的症状。在妊娠中期，尿频会减轻，但是仍比妊娠前要频繁。尿失禁在妊娠晚期更加常见，特别是如果你在妊娠前就已出现过类似症状，或者你曾经生

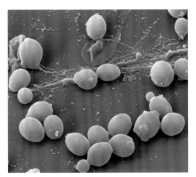

真菌感染是由白色念珠菌引起的，通常在身体的湿润部位出现感染。

产过。通常，尿失禁不会太多，垫上卫生巾能够避免尴尬发生。女性在妊娠期间就出现尿失禁症状的，在分娩后更容易出现同样的问题。

如果你突然出现"漏液"，而之前没有任何类似问题，确保你的医生或者助产士排除泌尿系统感染的可能。

如果你的症状在分娩后3个月内没有得到任何改善，应考虑去看专科医生。对于受到过度刺激的膀胱，使用一些药物可能使症状得到缓解。如果是因为其他情况，考虑手术治疗或者物理康复训练。

便秘和痔疮

受孕激素影响，大肠运动缓慢，肠道对水分的吸收大大增加，导致大便干结。来自子宫的压力更使得肛门周围的血供减缓，增加痔疮发生的可能。便秘和痔疮同时发作会很痛苦。最好的解决方式是缓解便秘，因为便秘会使得痔疮变得更加严重。首先是增加液体的摄入量，并服用容积性泻剂。如果这些缓和的方案并不起效，你需要增加大便软化剂，在一些严重情况下，使用缓泻剂。如果痔疮在排便正常的情况下依旧发展，尝试使用被金缕梅浸泡过的棉垫仔细地清洗肛门。痔疮膏可以减轻肿胀和出血，可以在妊娠期间安全使用。

▶**可以安全使用的药物：**纤维素及其他容积性泻剂、大便软化剂、缓泻剂、痔疮膏。

腕管综合征

妊娠期间过多的液体潴留会使常见的腕管综合征加重。25%～50%的孕妇都会出现不同程度的腕管综合征症状。

导致腕管综合征的原因是正中神经，手部的一支感觉神经需要在腕部经过非常狭窄的腕管，此位置就位于神经从手臂进入手部的必经之路上。在妊娠期间，仅仅轻微的手部肿胀都能导致神经在经过腕管位置时受到压迫。如果妊娠期间的体重增长得越快，神经受压迫的情况也会变得越严重。

最常见的症状是大拇指、食指和中指的麻木感和疼痛，以及控制大拇指活动的肌肉肌力减弱。妊娠期间对于腕管综合征的

保证足够水分摄入：在妊娠期间每天摄入足够多的水是防止便秘的最佳方法。

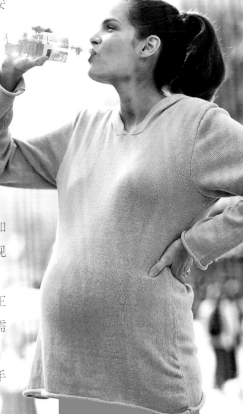

治疗仅限于一些简单的方法，如夜间佩戴夹板以减轻由于拳头弯曲导致的神经压迫。大约80%的孕妇会在使用夹板后感觉到症状减轻。

如果你开始出现严重的腕管综合征症状，你需要去咨询骨科医生，他会建议你进行腕部类固醇激素的注射，以减轻水肿和炎症反应程度。

但是，大多数骨科医生认为孕妇不必进行治疗，因为这些症状会在分娩后迅速缓解。在妊娠期，不要服用任何口服的抗炎症药物，如含布洛芬的药物，避免睡眠时压迫胳膊和手。在婴儿出生后4周内大部分症状都会得到缓解。

▶**禁止使用的药物：** 阿司匹林和非甾体类抗炎药物，如布洛芬。

背痛

在妊娠期间的背痛有时可能会非常严重，也是仅有的几种在妊娠结束后依旧存在的问题之一。大约一半的女性都会在妊娠期间经历不同程度的背痛，年龄越大，越有可能出现该症状。负荷超过9千克或者腰部需要负重

更多都会对背部造成负担；每次妊娠都会对背部造成压力，因而增加出现持续性背痛的概率。

保护背部最好的方式是在孕前就保持腹部肌肉的强健。在妊娠过程中，确保如果当你需要抬起任何沉重的东西（如你另外一个孩子）时，使用腿部力量而非单纯靠背部发力。量力而为，如果你已经开始感觉到背部的紧绷，应停止进行任何抬举动作。确保睡在硬床垫上，因为只有硬床垫才能够在你休息时给予背部足够支撑，从而让背部肌肉得到休息和放松。如果你的床垫非常柔软，可以在床垫和床架之间放一块硬实的平板，这样能使床更具有支撑力。

如果你的背部真的拉伤了，可以服用对乙酰氨基酚，剂量上限为650毫克，尝试使用热水袋热敷或者冰袋冷敷（选择使用有效的那种方式）背部至少10分钟。如果你出现持续性的背痛，请联系你的医生，因为这有可能是

早产的征兆之一。如果你在妊娠前已经患有背痛，并在妊娠期持续，那么很有可能在产后你仍旧会存在背痛的症状。

▶**可以安全使用的药物：** 对乙酰氨基酚（上限为650毫克）。也可以用热水袋或冰袋敷一下。

▶**禁止使用的药物：** 阿司匹林、非甾体类抗炎药，如布洛芬。

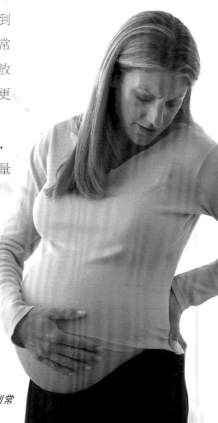

*背痛在年龄超过35岁的女性身上***特别常见**，*尤其是你曾经出现过背痛。*

孕妇可以进行的安全抬举技巧

　　孕妇尽可能不要抬举任何重物，包括你的孩子。如果你不得已要抬举一些东西，不妨使用以下技巧：

　　■ 站立时双脚分开与肩同宽。

　　■ 弯曲你的胯部和膝盖，保持背部挺直。

　　■ 让物体紧靠你的身体，使用腿部力量进行上抬。

　　■ 整个过程中保持背部挺直。

坐骨神经痛

　　坐骨神经痛特指从臀部延伸到腿部的快速牵扯性疼痛，通常止于足部。坐骨神经痛是由于椎间盘软骨压迫从脊髓发出的神经所导致的，或者是子宫压迫坐骨神经（从腰骶部延伸到腿部的神经）。除了疼痛，你有可能还会出现其他神经压迫的症状，包括患侧腿部麻木感或者"针刺感"。真正的坐骨神经痛在妊娠期非常少见，概率仅有1%。如果你认为自己出现了坐骨神经痛，要及时与你的医生沟通病情。

下肢水肿

　　很多女性在妊娠过程中会或早或晚地出现不同程度的下肢或踝部水肿。通常水肿只会在下肢较低位发生。尤其是当你长时间站立时水肿症状会更加严重。如果水肿开始发展得比较严重，在白天要多注意休息，休息时采取平躺体位，并抬高足部。

　　如果你还需要工作，注意在工作中要经常起来走动走动。腿部肌肉的运动能够有效地促进过多潴留的体液回流到其他部位。

　　如果你发现一条腿比另外一条腿的水肿要严重，请及时告知你的医生，因为这有可能是静脉血栓的征兆。但是，右腿比左腿稍稍肿胀一些是非常正常的现象，因为子宫对右腿回心血流的压力要比左侧更大些。

　　▶**禁止使用的药物：**妊娠期不能使用利尿剂。

腿抽筋

　　有一些女性半夜会因为腿抽筋被疼醒。关于腿抽筋在妊娠期频繁发作的原因目前还不清楚。补钙剂能够减轻症状，在妊娠期间使用也是安全的。如果腿抽筋导致夜间惊醒，试着起来稍微活动活动，或者在小腿腓肠肌（俗称小腿肚子）上热敷，以减轻疼痛。

　　如果你出现持续性的抽筋，尝试在入睡之前对小腿腓肠肌进行专门的拉伸运动。每次将腿部放在台阶上进行轻柔按压，将足部压下，双腿交替进行。如果腿抽筋仍旧没有缓解，请咨询你的医生，他会告诉你是否需要补充镁元素，不要在没有医嘱的情况下擅自使用镁剂。

　　▶**可以安全使用的药物：**服用钙剂每天两次，每次1克，连服2周。

腿部痉挛性疼痛

　　10%～20%的孕妇会出现腿部痉挛性疼痛。大多数情况下在你快要入睡时发生。你会在小腿部位感觉到麻刺感或其他的不适，然后你就会不停地移动你的腿试图减轻不适感。但是，轻轻叩击腿部或者下床来回走动并不能缓解多动腿综合征。如果你的睡眠因此受到影响，则建议你去看看医生。

　　有时该症状与缺铁性贫血有关，所以铁补充剂可能会有帮助。最好不要在下午饮用含有咖啡因的饮料，因为这些饮料会加重上述症状。

▶ **可以安全使用的药物：铁补充剂。**

▶ **禁止食用的食物：含有咖啡因的饮料。**

静脉曲张

妊娠期间，增长的子宫对下肢血管回流造成的压力和血管壁膜比较薄弱，血液蓄积下肢，破坏静脉瓣膜而产生静脉压过高，使血管突出皮肤表面，这就是静脉曲张。在你的外阴部类似情况也会发生。

静脉曲张在第二次和第三次妊娠的时候更常见。但很多女性在第一次妊娠的时候也会出现。你是否会出现静脉曲张跟基因有关。通过穿一双舒服的孕妇专用弹力袜有助于减轻腿部静脉曲张的程度。但是，很多孕妇发现这些袜子又热又不舒服，并没有在减轻静脉曲张上发挥很大作用。白天的时候每天抬高腿部平卧可能更有帮助。如果产后静脉曲张仍旧存在，你需要考虑通过几种整形手术方式解决这个问题，包括激光治疗、硬化疗法和手术治疗。你最好等到不再考虑怀孕之

后再治疗这些增粗的静脉，因为静脉曲张可能在随后的妊娠中还会出现。

妊娠纹（张力纹）

大约半数的孕妇会出现妊娠纹。妊娠纹通常在腹部出现，但也有可能在乳房和臀部出现。随着孕程的进展，皮肤纤维被拉伸，皮肤下的弹力纤维出现微小的裂伤，从而引发妊娠纹。

尽管生产防妊娠纹药膏的厂家都在宣称自己的产品有效，但是实际上没有任何药膏能够帮助你预防妊娠纹的产生。但是，你可以通过控制妊娠期体重来降低出现妊娠纹的概率（妊娠期体重最多增加16千克）。

妊娠纹会逐渐褪色，颜色会变得苍白而散发出银色的光泽。虽然你无法避免这些条纹的出现，但是你能在妊娠后进行积极的治疗。现在激光治疗开始变得流行起来，但是并未纳入NHS。如果你还打算怀孕，最好先不要考虑治疗妊娠纹，因为在每次妊娠之后你都会出现更多的妊娠纹。因为治疗妊娠纹属于美容手术范畴，所以不被医疗保险所覆盖。

皮肤变化

在怀孕的过程中，你的皮肤会经历一次很大的变化。妊娠初期，皮肤的血液供应大幅增加，通常被誉为"妊娠时的母性光辉"。

妊娠早期，最常见的皮肤问题是粉刺，这是激素发生变化的结果。在妊娠期间使用面霜或者啫喱，如过氧化苯甲酰是安全的，或者在医生的指导下，使用一些抗生素软膏。

当你进入妊娠中期的开始，你会注意到皮肤开始变黑。这是在妊娠激素的刺激下产生的。那些原本就容易发生色素沉着的部位，如痣和乳头，颜色会更深。

新的色素沉着区域也会随孕周的增加而出现，从肚脐到

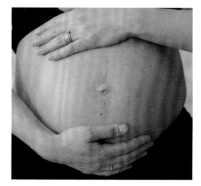

黑中线是妊娠期间常见的皮肤变化。这条黑线是由于妊娠期间身体激素水平的升高导致的。

耻骨联合处之间也会出现一条黑中线。

有些女性还会在脸颊部和鼻子上出现黑斑。这些部位的色素变化通常在妊娠结束后消失。

大约有2/3肤色较白的女性发现手掌有变红的现象。这是雌二醇水平增长的表现。一般在妊娠结束后消失。

妊娠期随着皮肤供血量的增加会导致"蜘蛛斑"，局部会出现一个凸起物，周围分布着细小的血丝。通常在面部、脖子和胸部的上方出现，同样在产后会自行消失。"蜘蛛斑"无须任何治疗，除非这些"蜘蛛斑"在妊娠结束3个月后仍旧存在，并且你并不喜欢这些斑点。

▶**可以安全使用的药物：**过氧化苯甲酰（治疗粉刺）。

汗多

几乎所有的孕妇都会感到潮热汗多。这是由妊娠期体温上升和代谢速度加快导致的，你发现自己出汗比平时更多。这是非常正常的，但很令人烦恼。你可以放心地使用除味剂，不用担心它的安全性，并且多次使用也无不当。

瘙痒和皮疹

很多女性在妊娠期间会出现皮肤瘙痒，特别是在腹部。大多数情况下瘙痒与妊娠期皮肤纤维的拉伸有关。有些女性发现冰凉的东西能缓解瘙痒感，如燕麦粉冷浴或者使用冰镇后的乳液。

皮肤瘙痒也可能是妊娠期胆汁淤积综合征的表现，通常在妊娠晚期出现。需要经过血液学检测胆汁酸（胆汁酸由肝脏产生）浓度来确诊。如果医生确诊你患了此病，你需要服用降低胆汁酸水平的药物。通常的药物治疗叫作去氧胆酸。高水平的胆汁酸会增加出现妊娠期并发症的概率，医生有可能会因此决定在预产期前进行引产。目前并不清楚熊去氧胆酸能否降低妊娠期并发症的发生概率。

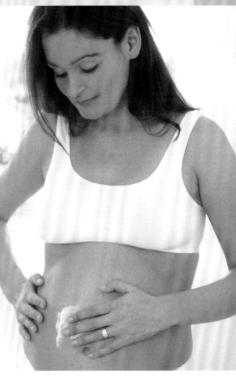

舒缓乳液能有效缓解皮肤瘙痒。在使用前把乳液放进冰箱里，这样使用时冰凉的感觉对皮肤更加有效。

需要注意的症状

如果瘙痒伴随任何以下症状，你需要及时就医：

■ 腹部出现凹凸不平的小疹子——你可能得了妊娠瘙痒性荨麻疹样丘疹及红斑（PUPPP），这与怀孕直接相关，需要更深入的处方药物治疗。

■ 妊娠晚期如果胳膊和腿出现持续严重瘙痒，但没有明显的皮疹，也许是妊娠期胆汁淤积综合征导致的，因为肝脏分泌的胆汁酸会引发瘙痒。

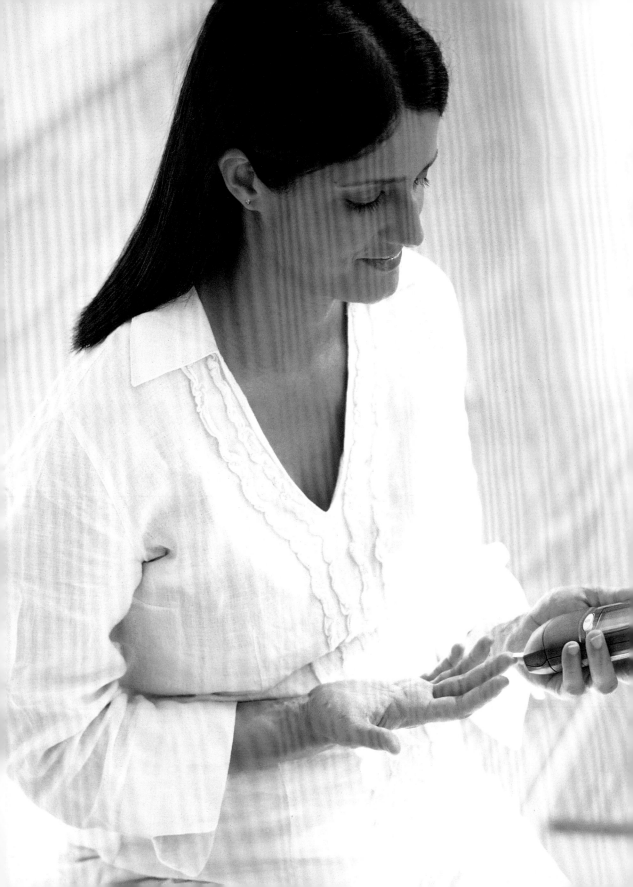

高危妊娠

　　某些特殊的情况会增加你的妊娠风险，但是它们与年龄并非绝对相关。虽然这些风险之中有很多情况是无法避免的，但是你可以通过学习认识并懂得如何应对它们。

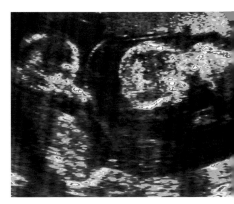

*双胎妊娠属于高危妊娠，*需要额外的监测。这张彩色多普勒画面清晰地显示左侧的胎儿头部朝上，处于竖直体位，右侧的胎儿面部朝下，处于横向体位。

年龄的影响

　　当进入妊娠中晚期时，年龄会成为影响你妊娠的重要因素之一，让你面对并发症的风险更高。这些与年龄相关的重要的妊娠晚期并发症是：妊娠期糖尿病、先兆子痫和多胎妊娠。另外，某些妊娠期并发症和年龄的关联会相对小一些，比如早产和宫颈机能不全或不足（宫颈口张开过早）。

降低风险

　　总的来说，在整个妊娠期间，我们很难降低这些并发症发生的概率。例如：患先兆子痫的风险（主要与血压和肾脏问题有关）和你受孕时的血压情况密切相关，在妊娠前和妊娠早期你的血

*血糖监测*是在确诊患妊娠期糖尿病之后衡量你和宝宝健康水平的一项重要指标。

压越低，那么患先兆子痫的风险就会越低；妊娠期糖尿病则是有一定遗传性的，与家族病史有关。

　　受孕时，体重超重的女性比体重正常的女性患妊娠高血压和妊娠期糖尿病的概率会更高，并且随着体重的增加，患这两种疾病的概率也会相应地增加。所以在受孕前保持健康的体重会在很大的程度上降低妊娠期并发症的风险，但并不是说这样就可以完全避免妊娠期并发症。

　　多胎妊娠在大龄孕妇中更为常见，因为她们往往借助新的生育技术，因而更容易患先兆子痫和妊娠期糖尿病，同时她们也更容易发生早产。这些问题听起来令人对大龄妊娠充满恐惧。值得庆幸的是，大多数的大龄孕妇并不会出现这些并发症，除非你还有其他高危因素，因而你仍旧属于低危妊娠。

即使你是超过35岁的孕妈妈，在确诊之前整个妊娠过程都应该是低风险的！

高危妊娠的种类

尽管超过35岁并不等于高危妊娠，但是仍意味着你可能需要比年轻孕妇更多的监护、化验或者治疗。有的问题可能伴随孕周的增大而发现，有的问题则在妊娠初期即显现出来。

妊娠期糖尿病

妊娠期糖尿病是在妊娠期发生的血糖异常，这意味着你身体控制血糖水平的能力不能满足妊娠期身体的需求。

糖尿病的种类

妊娠期糖尿病有两种情况：一是妊娠期胰岛素分泌减少，无法满足身体的需求量；二是你的体细胞在妊娠期间对胰岛素产生抗体。这种情况很接近2型糖尿病。1型糖尿病通常在童年或青春期便可发病，和2型糖尿病不同的是，1型糖尿病的患者胰腺根本不分泌任何胰岛素。

在妊娠期间，胎盘会分泌一种叫作人胎盘催乳素（HPL）的激素。这种激素会导致血糖水平升高。因此你的身体就需要分泌更多的胰岛素来维持正常的血糖水平。

妊娠期糖尿病在妊娠期结束后就会自愈，但是你以后患2型糖尿病的风险会增加。

如何诊断

妊娠期糖尿病约在28孕周时通过随机的血糖筛查发现（请参阅第96~97页）。此项检查目的在于发现有患糖尿病风险的孕妇。糖尿病高危孕妇要继续接受确诊检查，即糖耐量检查：分为空腹、喝糖1小时、喝糖2小时的血糖水平。如果2小时后血糖测试结果偏高，就意味着你不能调节自身的血糖负荷，即你患上了妊娠期糖尿病。

基于同一份血糖检查结果，不同的检测单位设置的血糖正常范围是不同的。因此，有的医生判定你恰好处于正常值的临界，无须特殊处理，而有的医生则诊断你需要密切地监测剩余孕周的血糖水平。

如何治疗

在大多数情况下，妊娠期糖尿病的治疗可以通过调节饮食、

糖尿病与分娩

患妊娠期糖尿病的孕妇分娩巨大儿的风险比一般孕妇要高——这一风险的高低取决于孕期血糖控制的好坏。如果你有糖尿病，你的医生通常会在进入分娩前借助腹部触诊（测量宫高）或使用超声为胎儿估测出生体重。如果胎儿体重在正常范围内，你的医生会在39周前让你引产，以防妊娠时间越长引发并发症的风险越大。

在分娩时要开放静脉输液通道（请参阅第132页），每隔1~2小时就测量一次血糖。如果胎儿体重超过4千克，分娩时容易发生肩难产，继发性的并发症的风险也会相应增加。你的医生会就这些风险向你说明，如果他确诊你存在高危因素，就会建议你行剖宫产。

减少碳水化合物的摄入等方式。通常，保健医生会为你推荐一位营养师指导你哪些能吃、哪些不能吃。建议你多吃一些粗粮、复合碳水化合物，如全麦面包、大米、通心粉，而非糕点、碳酸饮料和糖果。调整膳食后要重新测定血糖水平。一般每天需要进行4次血糖监测，你要学会自己用手持式快速血糖仪器检测。如果血糖仍旧高于正常水平，那么接下来的妊娠期就要每天注射2次胰岛素。

糖尿病的远期风险

如果你已发展成妊娠期糖尿病，那么你以后患2型糖尿病的风险将增加。在产后6周要复查血糖或者糖耐量，此后也要定期随访。

宫颈机能不全

宫颈机能不全是一种不常见的现象，有的时候也被称作宫颈机能不足。也就是在没有宫缩的情况下发生宫颈口张开的情况。宫颈机能不全会造成妊娠中期的流产。

如果你曾经在妊娠中期发生过伴随有无痛宫缩的流产。那么医生有可能会建议你在这一次的妊娠中采取环扎术。环扎术就是在宫颈口处缝一针以确保宫颈口保持闭合状态，就好像是在气球的嘴儿上系一根线一样。

如果不进行环扎术的话，在某些情况下的另一种选择就是每周或者隔周进行一次阴部彩超。这种彩超就是把一个小的超声探头插入阴道，在电脑显示屏上监测宫颈的情况。

如果你的宫颈有张开或者变短的迹象，医生可能会建议你进行环扎术。

有时宫颈变化会在妊娠中期的常规超声检查中被发现。在这样的情况下，如果你此前没有过流产的病史，你的医生会权衡环扎术给你带来的风险和益处来决定是否施行，或者建议你咨询专家。

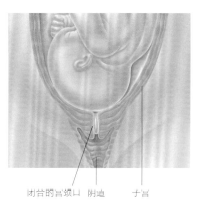

宫颈通常在妊娠期是闭合的，仅留一个小口，这说明胎儿在子宫中被保护得很好。

闭合的宫颈口　阴道　子宫

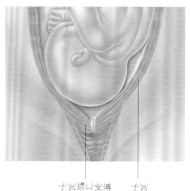

宫颈机能不全或不足会导致宫颈管相对于正常情况变薄，更松弛。这就增加了妊娠中期流产的风险。

子宫颈口变薄　子宫

早产

每10例妊娠中就有1例是早产。早产意味着宝宝在满37周之前出生，如果你此前有过早产的经历或者你怀有双胞胎或者三胞胎，那么早产的风险也会提高。

拥有优越的社会经济条件，注重牙齿的健康护理（避免因牙周疾病引起感染），不吸烟的习惯等都会降低早产的风险。

年龄的影响

超过35岁怀孕，早产的风险略有增加。在某些情况下，如孕妇患有先兆子痫，医生会提前采取催产措施。

年龄超过35岁的孕妇比年轻的孕妇发生早产的风险更大。在年龄更大的女性中子宫肌瘤更常见，如果孕妇的子宫肌瘤太大，就可能会导致早产。

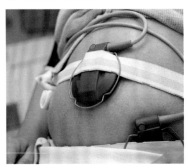

*如果你的宫颈长度变短*或者有腹部疼痛，监测仪器会帮助你检查是否正在宫缩。

年龄超过35岁的女性更容易怀双胞胎、三胞胎，甚至更多胎儿，有的是借助助孕技术（请参阅第29页），有的是自然怀孕，因此大龄孕妇的早产概率更高。

早产的预防

令人遗憾的是，目前没有任何有效药物可以预防早产。根据目前的研究表明，每周注射黄体酮可以降低早产的风险，但是对于黄体酮的使用现在仍有争议，而且黄体酮的注射在英国还没有被大范围地推广。

早产的征兆

如果你发现子宫有反复发紧的感觉，并且时间间隔少于15分钟，那么你应该立刻联系医生或者助产士。

治疗

如果你不满34孕周就有早产的迹象，医生通常会使用药物治疗（抗分娩药物），来抑制宫缩。同时也会给你注射类固醇激素，以帮助预防早产可能引起的一系列严重的并发症。对胎儿进行类固醇激素治疗最有效的作用时间，是首次使用后的48小时之内。所

以，对早产的治疗的首要目的是保胎2天，在此期间，你必须卧床休息，同时服用抗分娩药物。所有的这些药物是有副作用的，所以医生会在48小时之后停止治疗。

监测

在接受治疗之后，医生会继续让你留院观察，也可能会让你回家继续观察。出院与否取决于宫颈口的扩张程度。

纤维连接蛋白　有些医生可能使用胎儿纤维连接蛋白测试来帮助确定你的宫缩是否严重。

如果检查结果为阴性，则表明你在接下来的几周内早产的概率非常低（1%～5%）。在这种情况下，医生会允许你回家观察。如果监测结果呈阳性，那么就证明你早产的风险较高。但是

早产的征兆

在下列早产的征兆中，如果你发现自己有其中任何一种，那么你应该立刻去医院接受治疗：

■ 断断续续的腹部疼痛（宫缩），如果你的宫缩间歇小于15分钟或者宫缩伴有疼痛，应当立即就医。

■ 骨盆有下坠感。

■ 阴道分泌物突然增多。

■ 突然发生腹泻。

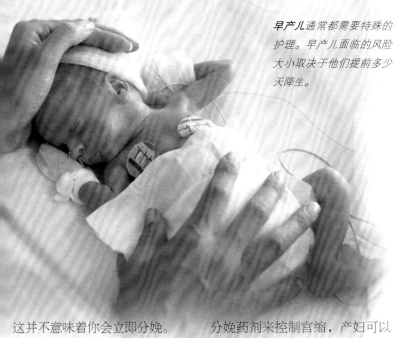

早产儿通常都需要特殊的护理。早产儿面临的风险大小取决于他们提前多少天降生。

这并不意味着你会立即分娩。

分娩药剂来控制宫缩，产妇可以正常分娩。

如果你选择的医院不具备早产儿的护理条件，不能提供对早产宝宝的护理，那么他们会把你转到护理条件更好的医院。

早产对你的风险

对于孕妇来说，早产对你的潜在危险很少。不过你很有可能会进行剖宫产，因为未足月的胎儿通常为横位或臀围，而且你很有可能有宫内感染的情况，这也是早产的诱因之一。

早产对宝宝的风险

早产可能会对宝宝带来极大的风险，风险的高低取决于宝宝在预产期到来前提前多久出生。在妊娠第34周之后，早产给宝宝带来的并发症风险很低，如果在这之后发生早产，通常医生不会对你采取类固醇治疗或者使用抗

不足28周的早产　在孕28周之前出生的早产在出生后面临着极大的风险。其中一个非常重要的问题就是婴儿的肺部没有完全发育成熟，而这种情况会导致呼吸问题。其他的风险包括：感染、脑部的小血管出血和听力问题。

28～34周的早产　妊娠28周以后出生的婴儿患有长期并发症的概率要低得多。但是在妊娠28～34周出生的宝宝，仍有可能有呼吸问题或者是其他的并发症，而且需要进入新生儿重症监护室（NICU）进行监护。

前置胎盘

前置胎盘是指你的胎盘盖住了宝宝出生的通道——宫颈口。前置胎盘通常在妊娠早期的B超检查中就会被发现。但是95%的前置胎盘的现象会自己消失。但是如果你的胎盘的情况一直持续到妊娠晚期，在28周以后，则你可能会需要进行剖宫产手术，以避免大出血。在前置胎盘恢复到正常位置前，医生会禁止你进行任何阴道内操作，更不允许同房。因为一旦发生出血，你必须花费数周住院治疗。

先兆子痫

先兆子痫是妊娠期高血压疾病的严重类型之一。有不太严重的先兆子痫的孕妇会发现在妊娠的最后几周里出现血压增高的情况。但是与单纯的血压增高不同，先兆子痫还会影响你体内的其他器官，如肾脏和胎盘。有先兆子痫的孕妇会发现在尿液中含有过量的蛋白（也就是蛋白

尿），这可以在尿检中被检测出来。目前尚未知晓先兆子痫的发病原因，但是分娩之后症状就会消失。

症状

在妊娠晚期，出现的先兆子痫的症状包括：头痛、手及面部水肿。如果你发现自己有异常的水肿，或者在这一阶段出现服用药物也无法减轻的头疼症状，那你就应该去医院检查一下血压。

治疗

如果你出现先兆子痫症状的时候已经接近预产期，那么医生很有可能会建议你立即分娩。如果出现先兆子痫的时候，你的宝宝还没有发育好，那医生很可能会让你住院观察，从而给宝宝更多的时间来发育成熟，医生会经常性地为你进行血液检测和血压监测，从而掌握先兆子痫的病情发展。卧床休息会让血压降低，而且可以帮助宝宝尽可能地

成长。

有的时候情况会变得非常严峻：血压迅速升高，血液检查提示异常，肾脏功能受到损伤，甚至发生癫痫（子痫），一旦出现这些状况，医生通常会建议你立即分娩。

因为先兆子痫会影响胎盘，有些胎儿的发育情况并不尽如人意，且胎儿很有可能无法承受自然分娩的压力，因此剖宫产的概率会大于正常情况。

多胎妊娠

随着妇女年龄的增长发生双胞胎或者三胞胎，甚至更多胞胎的概率会变得越来越大。

造成这种现象的原因是：大龄女性有时会在一个生理周期内

排出一个以上的卵子。年龄更大一些的女性多借助助孕技术受孕（请参阅第29页），这也增大了双胞胎或者三胞胎的发生概率。

即便多胎妊娠会给家庭带来巨大的惊喜，但整个妊娠过程对于母亲和胎儿而言都是高风险

的。所以多胎妊娠孕妇要接受更为仔细和全面的检查。

异常情况的检查及对策

在妊娠早期对多胞胎进行的基因异常检测比单胎的检测难度要高很多。对双胞胎在妊娠第一周期和

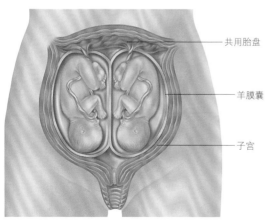

典型的双胞胎会共用一个胎盘，如图所示，两个胎儿有可能各自拥有一个羊膜囊或者共用一个羊膜囊。

共用胎盘

羊膜囊

子宫

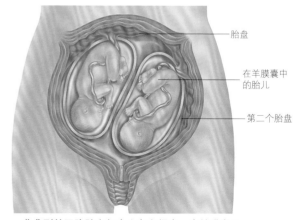

非典型的双胞胎会每个人各自拥有一个羊膜囊且各自拥有一个胎盘。

胎盘

在羊膜囊中的胎儿

第二个胎盘

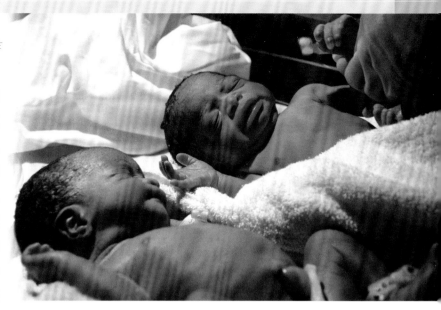

*经剖宫产分娩的双胞胎宝宝*在刚一出生的时候就会被进行仔细的检查。

第二周期进行的唐氏筛查结果的精准度比单胎宝宝的要低得多。而三胞胎根本无法进行此项筛查。所以很多孕妇要么选择放弃筛查，要么就直接进行绒毛膜活检或者羊水穿刺检查。而且双胞胎的排畸筛查还会发生更多的复杂情况。如果在两个胎儿之中有一个被检出有异常情况，那么父母则必须在继续妊娠或冒着巨大的风险减胎仅保留健康宝宝之间做出艰难的抉择。

多胎妊娠对你的风险

双胞胎妊娠的孕妇和单胎妊娠孕妇相比：患先兆子痫的概率会高2~3倍。患妊娠糖尿病的风险会略微升高。剖宫产的概率也比单胎孕妇高出50%。

而三胞胎妊娠孕妇发生妊娠糖尿病的概率会更高。而且几乎所有的三胞胎妊娠孕妇都会接受剖宫产手术。

在妊娠晚期，多胎妊娠的孕妇会有更多的不适，且体重的增加会高达20.5千克。

多胎妊娠对宝宝的风险

多胎妊娠会带来以下几个风险：主要的一个就是早产。半数

的双胞胎会比原定的预产期早出生1个月。非常早的早产风险（孕28周之前的分娩）是非常低的（4%~5%）。三胞胎妊娠的早产风险要大更多，几乎所有的三胞胎妊娠都会在37周前结束。而12%的宝宝会在28周之前出生。相对同样面临早产风险的单胎宝宝，双胞胎和三胞胎在子宫内的成长会受到很多限制，而且多胞胎中的一个宝宝可能会在出生的过程中死亡，即使发生的概率不足3%。大部分的医生还是会在怀孕的第三周期对胎儿进行非常频繁的监测，这些检查胎儿成长和身体健康状况的检查包括常规的B超和心率检测（请参阅第97页）。

同样，大多数的医生会把双胞胎的妊娠结束时间提前到

38~39周。

分娩

对于怀双胞胎的孕妇进行剖宫产的高危因素有：第一，双胞胎中的第一个孩子处于臀位的概率较大（胎儿脚或者臀在下），在这种状况下需要进行剖宫产手术。第二，胎盘的问题及双胞胎中一个或两个孩子的体重太轻，宝宝们不能承受分娩带来的压力。

如果双胞胎中的第一个处于头位，在两个宝宝的体重差不多的情况下，那么自然分娩还是值得尝试的。即使第二个宝宝的脚朝下，通常他的分娩过程也会又快又安全的。因为第一个宝宝的出生已经为第二个宝宝做好了充分的铺垫。对于三胞胎孕妇来说，医生通常建议采取剖宫产手术。

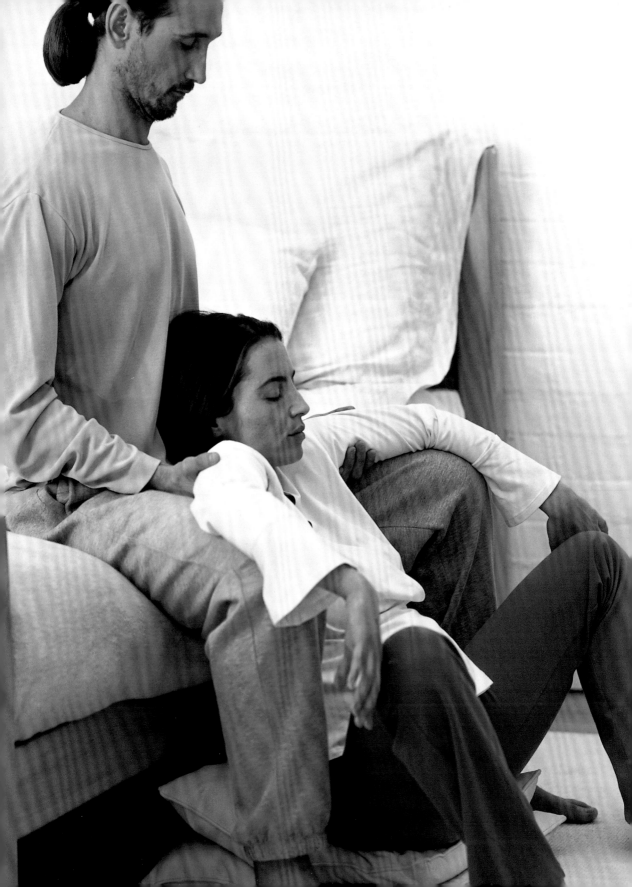

分娩及宝宝出生

对于大多数女性而言，分娩是一个痛苦且令人筋疲力尽的过程。有时，这些痛苦甚至会让你忘记分娩就是你妊娠的目的，而且你马上就要与宝宝第一次见面了。

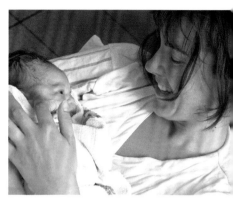

*见到新生儿的喜悦*使得在漫长的产程中经历的痛苦和付出的艰辛都是值得的。

分娩的过程相对于大龄孕妇来说是有些不同的。这些不同点是积极而完善的，35岁以上的女性接受过更好的教育，更加充分地了解自然分娩的过程，知道这个过程会发生什么，又该如何应对，而且她们拥有更广泛的关系网。知识和关系支持都是非常有用的，它们可以让你无后顾之忧地投入到分娩的准备之中，同时还能帮助你确保分娩计划的执行。

另一方面，大龄孕妇更容易患妊娠并发症，可能会对你的分娩过程进行更多的人工干预，如使用电子胎儿检测仪等医疗手段，而且进行剖宫产手术的概率较高。

应对分娩

作为一个35岁以上的女性，你可能早已了解了缓解分娩疼痛的各式各样的方法。对于初产妇而言，很难想象自然分娩是一个什么样的过程。而且大龄孕妇很有可能比年轻孕妇更容易感到疲倦，所以在产前尽量多了解缓解分娩疼痛的方法，从简单的呼吸技巧到硬膜外镇痛，是很重要的。

搜集有关分娩的实用知识，是待产时一项非常重要的工作。只有这样你才能很好地把自己的分娩意愿纳入经过深思熟虑的分娩计划。

医疗干预

35岁以上的初产妇在分娩过程中接受医疗干预的概率比年轻的孕妇要高。这些干预措施涵盖电子胎儿监护、催产剂，乃至剖宫产。35岁以上的产妇接受剖宫产的概率高的原因之一是她们更容易发生妊娠并发症，如做过子宫肌瘤手术，或者前置胎盘（胎盘挡住产道口），这些因素都是剖宫产的手术指征。

对于大龄孕妇来说分娩是非同寻常的。因为大龄孕妇成熟的心理和充分的人力支持都是对分娩有益的，但是身体机能的衰退则是你无法克服的缺点。

在分娩前就做好可能会使用医疗干预的心理准备，提前做好面临各种可能性的决定，这有助于你对整个分娩过程更有掌控感。

为分娩做准备

对于任何女性而言，生孩子都是一件令人感到恐惧的事情。作为大龄孕妇，你可能已经接受过高危妊娠护理，而且你一定也了解到根据统计数据，大龄孕妇和她们的宝宝在分娩过程中发生并发症的概率会更高。这时候你一定充分了解分娩知识，但不要紧张，让自己保持积极乐观的心态，这些都有助于你缓解分娩焦虑，以保证自己的分娩历程顺利结束。

对于所有女性而言，面对分娩带来的种种不确定性是一个巨大的挑战。一定程度的紧张甚至恐惧都是正常的。坦诚地面对这种恐惧，积极地和你的产科医生进行沟通，为分娩做好充分的准备可以帮助你自信、沉着冷静地面对分娩这一重要时刻。

直面你的恐惧

随着预产期的临近，很多孕妇越来越担心自己能否应付分娩过程中的疼痛和疲劳。

应对疼痛   在分娩过程中，疼痛是无法避免的。对一些人来说，这只是分娩过程中最可怕的情况之一。有几种方法可以减轻你的疼痛程度（请参阅第126～131页）。具体方法可以向你的医生咨询。当你获取了有关分娩疼痛的事实和你可以选择的减轻痛苦的方法时，你就可以更好地掌握自己的分娩。

应对疲劳   年长的产妇相对会更容易感到疲劳。保持体力，特别是在向外用力的时候，显得

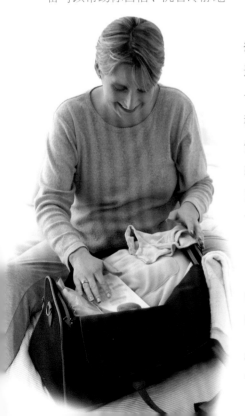

预产期前就把待产包准备好，这样就可以在紧急情况下立刻赶往医院。

尤为重要。如果你在分娩的最后阶段感到筋疲力尽了，医护人员可能会使用产钳或者胎吸分娩，这些干预措施伴有一定的风险。所以一定要在分娩前保存好体力，在预产期前尽量好好休息，在分娩来临时，随时补充能量以保证自己有足够的体力来应对分娩过程中可能出现的各种状况。

做好充足准备

健康足月的宝宝有可能在预产期前3周出生。所以一定要给自己预留充足的时间来准备宝宝的用品，万一孩子在预产期之前出生，你也不会因没有准备好而有压力。如果时间真的不够了，那就先准备最重要的东西，如宝宝睡觉的地方、纸尿裤、湿纸巾和必备的衣服。其他的东西可以在孩子出生后再买。如果你准备在医院生孩子，那么在预产期之

在医院分娩的待产包清单

在住院期间，如果你需要的话，医院会为你提供婴儿配方奶粉，但是其余的东西都需要你自己来准备。

陪护者

必需用品

- 小额现金，以备不时之需
- 笔

其他用品

- 照相机或者摄像机
- 电话簿
- 手机
- 录音机或者CD机
- 按摩油/洗漱用品
- 零食

你自己

必需用品

- 分娩计划书
- 出院回家要穿的衣服
- 分娩时绑头发用的束带
- 如果不打算采取母乳喂养：束胸用的运动胸罩
- 如果打算母乳喂养：哺乳专用胸罩
- 洗漱用品和梳子
- 毛巾
- 消毒纸巾

其他用品

- 分娩时穿的厚袜子
- 葡萄糖片
- 水瓶或者运动饮料
- 分娩时需要带的音乐
- 枕头
- 润唇膏
- 在宝宝出生以后要穿的睡衣或者睡袍
- 母乳喂养的相关书籍

宝宝

- 孩子穿的内衣、连体衣、尿片
- 可以反向安装的儿童安全座椅；孩子出院穿的外衣，如果天冷的话还可以带一个小毯子或者小包巾

前几周就要把待产包准备好。

如果家里有其他的孩子，别忘了提前把他们的生活起居给安排好。如果你打算在家中分娩，当强烈的宫缩开始时，你要能保证很快联络上你的伴侣、亲友、负责照顾你的人或者你的助产士，这样你会觉得从容很多。把可能帮得上忙的所有人的电话号码整理成一个清单，如在紧急情况下能开车送你上医院和帮你照看家里其他孩子的人的电话。

你的后援队伍

是否拥有一支好的后援队伍对于你的分娩来说是有很大不同的，无论是在心理上还是在身体上。提前安排好照顾你的亲友的分工，让每个人都有自己的任务。

伴侣或者陪护者　他们会最大限度地帮助你在分娩的过程让你处在舒适的状态。如他们可以握住你的手或者轻轻按摩你的腰部，在你分娩的时候给你喂食物，或者替你擦汗降温。在你开始分娩之前，要确保伴侣或者陪护者知道在分娩中会发生哪些情况，你需要他或者她能为你做什么。

助产士　助产士的作用是指导你如何分娩，并且在这个过程中告诉你分娩处于何种状态。如果是在医院里分娩的话，只要你需要助产士随时都可以找到，但是她可能无法全程陪护你一个人。你的助产士会非常密切地关注你和宝宝的情形，向你汇报你

和宝宝的状况，也有可能会教你各种各样的分娩姿势。她可以帮助你更好地缓解分娩带来的疼痛，并在适当的时候告诉你该如何用力。除非你的产程非常短，在一般情况下你可能会需要一个或者多个助产士。

医生依据你选择的分娩方式的不同，产科医生在你分娩的过程中不会一直都在你身边，她可能只停留很短的时间。助产士和你在一起的时间会更长。但是医生会不时地查看你的状况，并且提出专业的建议来确保你顺利地把孩子生下来。

当你分娩开始的时候，助产士会和你在一起，指导你如何用力。一旦有并发症发生，助产士会立刻向医生求助。

你的分娩计划

分娩计划可以帮助你清晰地表明在分娩过程中的选择和决定。同时它列出了陪产人员，如你的伴侣、亲友和医护人员，并且对他们做了相应的安排和分工。分娩计划需要切实可行，并且得到医生的认可，这样才能有实用价值。另外，它应该篇幅短、表述简单。

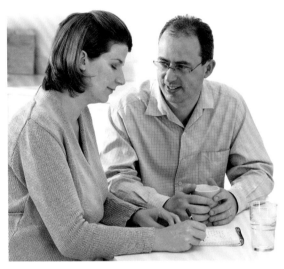

与你的伴侣讨论你的分娩意愿，并记录下来，确保他能了解你的顾虑，以便帮助他在你产前阵痛和分娩时充当你的代言人。

制订分娩计划的第一步就是要了解产妇可能会面临的多种多样的分娩过程，以及产妇可以进行的选择。多了解一些在分娩时你可以进行的选择，比如在家中分娩或者在医院分娩等，你可以根据当时的身体情况做出选择。

书写分娩计划书

在开始书写的时候，你可以把在分娩过程中最强烈的意愿写出来。比如你想采取的分娩方式：在家分娩还是在医院分娩；你希望谁陪伴你度过整个分娩过程，是你的伴侣，亲友和/或你的其他孩子。接着列出你对分娩的一些主要意愿（如右页所列举的"分娩计划书模板"）。你可以和家人甚至助产士讨论一下你的分娩计划书，让他们知道你关心的是什么，还有你希望做出的选择是什么。

应急计划　与此同时，你还要知道分娩过程可能会发生意想不到的情况，届时，医护人员会告诉你面临的情况，他们会提供几种应急方案供你选择，并就各种方案分析利弊，以帮助你做出决定。有突发情况时，医生与你讨论和沟通的时间非常有限，所以此时一定要选择一个你能完全信任，而且充分了解你意愿的医生以应对可能发生的各种情况。

关于分娩计划的讨论

在妊娠晚期刚开始的时候，你可以在去医院检查的时候，把你的分娩计划带上，以便和你的产科医生讨论一下，并且听取他们的意见。他们了解你的健康情况，而且也了解你目前怀孕的状况。因此可以帮助你做出比较切合实际的选择，最大可能地保证你能平安地生下一个健康的宝宝。

所以认真听取医生和助产士给你的意见非常重要，在这个时候你要明确表达自己的意愿，如是否进行侧切（请参阅第135页），认真听取医生和助产士的意见，才能知道哪些方案对你最重要。

在和医护人员见面之后，你可以把你结合了医护人员意见的最终版分娩计划书打印出来。

制作计划书的重点是内容要简单明了，最好将所有内容控制在一张纸的篇幅。最后，别忘了把你的姓名写在计划书的正面非常醒目的位置。

确保计划书所涉及的人员能

收到一份计划书　你的分娩计划书的最终版本应该放入你的病历中，在登记住院的时候，一定要记得把它交给医院的工作人员。

为了确保计划书能传递到相关人员的手里，你可以考虑在待产包里放上一份，同时给你的伴侣和陪护家属一人一份。

分娩计划书模板

你的姓名
伴侣的姓名
婴儿的姓名
其他看护人员的姓名
在分娩过程中允许探访者的名单（事先一定要和我进行确认）
……………………………………………………………
……………………………………………………………

在分娩过程中我的选择
□定期的胎儿检测
□不同意进行静脉输液
□如果是给药，可以同意静脉输液
□可以接受各种分娩姿势
□在产程中饮用自带饮料
□在产程活跃期进行人工破膜
□等待自然破膜
□在检查胎心率的间歇进行淋浴或者泡浴

请在执行以下措施之前，征求我的意见
□使用催产素（垂体后叶素）
□羊膜刺穿
□胎儿头皮电极
□子宫导管

对于镇痛方法的选择
□除非我主动要求否则请不要向我提供任何药物帮助
□在硬膜外镇痛之前使用止痛药物

□通过面罩吸入麻药
□通过管道用嘴吸入麻药
□在条件允许的情况下使用硬膜外镇痛，但是在实施前不要使用止痛药物
□尽快使用硬膜外镇痛

在分娩时的选择
□不用腿箍，家属会负责抓住我的腿
□尝试采用多种分娩姿势，直到找到对我最为行之有效的方法
□避免使用产钳
□避免使用胎吸
□没有我的允许请不要使用硬膜外镇痛
□使用会阴润滑剂（自备橄榄油或者甘油）
□由伴侣剪断脐带
□经过检查，确保一切正常，可以直接把婴儿放到我的胸口
□检查婴儿的健康并且擦干净后，再把婴儿放在我的胸口
□我愿意看看我的宝宝，但是请不要在我结束整个生产过程之前把他交给我（包括在胎盘的娩出和撕裂的缝合之前）

在分娩后的要求
□计划进行母乳喂养
□在分娩后立即开始母乳喂养
□请不要给婴儿喂除母乳外的任何食物
□计划用奶瓶喂养
□我希望始终母婴同室

分娩开始

目前，我们还不了解是何种信号刺激了分娩的开始。但是这些信号中，很有可能就包含着胎儿发出的宫内发育完全的信号。一旦子宫准备好进入分娩状态，很多其他的因素都可以刺激宫缩。换句话说，如果你的身体没准备好，所有的这些催产行为都仅仅能引发轻微的宫缩。

在家里可以采用的方法

有人认为一种比较好的分娩方法是和你的伴侣做爱。人类男性精液中含有的前列腺素可以对子宫产生巨大的刺激。除非医生有医嘱禁止同房，否则这个方法对你的宝宝不会造成任何伤害。在同房过程中刺激乳头和性

散步和进行体育锻炼，这些活动可以刺激子宫发生轻微的宫缩，但是如果你愿意，试一下也未尝不可。

草药治疗　尽量不要采用这些方法，因为有一些草本药物是有潜在风险的，而且草药中的活

> 一旦你的宝宝做好了准备，分娩的信号将被发送到你的子宫。

爱本身的刺激都会促进你的身体释放催产素，它是一种可以促进宫缩和宫颈成熟的激素。如果希望取得最好的催产效果，可以将乳头捏在大拇指和食指之间进行揉搓，每次持续20分钟，每天进行几次是完全安全的。其他还有效果不太显著的催产法，比如说

散步不一定会促进临产，如果你的身体尚未准备好分娩，它仅仅会对子宫造成轻微的刺激。

性成分非常复杂，我们根本无从知晓你和宝宝对这些成分准确的摄取量。目前我们使用的很多烈性药物其实就是从植物中提取出来的，这些所谓的天然成分可能含有危险成分。它们可能给你带来的副作用绝不亚于那些在药店中出售的药品。所以面对五花八门的草药偏方，你要理性对待，要有发现潜在危险的意识。蓖麻油和灌肠剂对于催产来说也不是非常好，会容易导致脱水。

药物催产

对于医生来说，很多孕妇在临近预产期或者过期妊娠时希望能接受催产，这并不令人惊讶。在和医生讨论了你希望催产的原因之后，你可以对催产的方法进行选择，但是这些方法都是有风险的，我们不建议有剖宫产史的孕妇采取任何的医学手段进行催产。

催产的风险　催产引发的分娩效果比自发性的分娩效果要差得多，如果这是你的第一胎的话，顺产转剖宫产的可能性会比正常情况高1.5～2倍，同时催产后宫缩准备好发动、宫颈的成熟、催产药物的起效、产程比自发分娩的要长，你可能要在医院多住上一两天。

催产的方法

有如下几种医疗手段可以帮助孕妇进行催产：

羊膜剥离术　这是医生可以对你进行的侵入性最低的催产术，操作方法与常规类的阴道检查类似，医生用手指把宫颈和羊膜分开。这种催产术可以拉开宫颈并且让身体分泌自然的物质来促使宫颈的成熟，并且增强宫缩。在羊膜剥离之后，你可能会

催产的医疗指征

在有些时候，医生会推荐人工催产，在此时继续妊娠给你和胎儿带来的风险超过了剖宫产的风险。这些催产术使用的医疗指征包括：

- 子宫内羊水过少
- 先兆子痫（请参阅第113页）
- 胎儿发育不良（宫内生长受限）
- 过期妊娠（妊娠41周之后）

有少量出血。但是当出现以下情况时，你必须立即就医：出现出血过多、破水、胎儿活动频繁，或者你要开始分娩了。羊膜剥离术并不会增加你接受剖宫产手术的风险，只有在宫颈口开始张开时，才会使用这种催产方法。

宫颈的成熟　很多药物和仪器都可以用来促使宫颈变薄、变软和扩张。一旦宫颈开始扩张，而且进行了人工破水，医护人员会给你注射催产素来刺激宫缩。通常情况下采用前列腺素来促进宫颈成熟（栓剂或者凝胶）或者使用导尿管（请参阅第132页）。

导尿管是一条细管，它的末端有一个空囊，导管末端插入阴道，直到宫颈处，然后把位于宫颈顶端的空囊充气。整个操作过程和普通的阴道检查相似，它们都有可能引发轻微的宫缩。

催产素　催产素是一种在分娩过程中由身体自然释放的物质，在催产时会对产妇进行静脉滴注人工合成的催产素来加强宫缩的强度，同时当你已经进入产程后也可以用它来强化宫缩（请参阅第134页）。

有些人认为催产素引起的宫缩超过了自发宫缩的强度，但是由于有一些早期的宫缩会带来非常强烈的疼痛，使用催产素可以帮助你迅速地进入活跃产程。

在使用催产素时，大多数医院会建议你进行不间断的胎儿和子宫监护（请参阅第133～134页）来监测胎儿承受压力的情况。

医生会调节你的催产素注射量，通过增加或者降低给药量来制造有规律的宫缩。

人工破膜　如果你在此前有过顺产的经历，而且你的宫颈检查显示你这次怀孕也适于自然分娩，在这种情况下，经过人工破膜就可以让你进入活跃产程（请参阅第134页）。有时，可以将人工破膜和催产素结合使用。

35岁以上女性的分娩

分娩过程可以分为三个产程。证据表明，大龄初产妇第一产程的时间比年轻的初产妇要更长，但是从总体上来看，分娩和孕妇的年龄关系不大。

分娩初期

分娩初期的过程可能会很短，也有可能长达几天。此时你的身体正在为分娩做准备，你可能会感觉到假性宫缩，子宫内的肌肉细胞正在为联合在一起产生强烈的有规则的宫缩而做出准备。与此同时，你的宫颈也把自己从坚实的保护门变成柔软的且充满弹性的通道。你可能会发现伴随着宫颈的变薄和慢慢张开，黏液栓也变得越来越少。

去医院的时机　如果你不是高危妊娠孕妇，那么在分娩的最初阶段待在家里是最舒服的选择，否则你就应该联系你的医护人员或者立即前往医院。当发生以下情况，你应该立刻去医院：

■出现每2～4分钟一次的有规则的宫缩，当宫缩发作时你会疼得无法说话。

■阴道出血量大，出血颜色深于浅粉色。

■感觉有一大股液体从阴道流出。

■胎动明显减少。

在你本身就是高危孕妇、胎儿不是处于头位、你此前有过剖

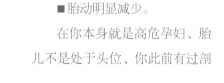

请一个陪护人员轻轻地抚摩你的腰部，能够有效缓解分娩带来的疼痛。

产程

分娩过程分为三个产程。

■ **第一产程**：宫口开始扩张，为胎儿娩出做准备。

这一阶段时间最长，尤其是初产妇。

■ **第二产程**：宫口开全，胎儿经产道娩出。这是最消耗体力的阶段。通常，初产妇比经产妇耗时要长。

■ **第三产程**：胎盘娩出。此时孩子已经出生。医务人员会一边帮助你按摩子宫，一边动作轻柔地拉脐带。一般在孩子出生后5～10分钟内，最长也不超过30分钟，胎盘便会娩出。

宫产经历或者胎儿生长受限的条件下，当规律宫缩出现时，即使没有痛感，你也应该立即去医院就医。

前往医院

如果有条件的话尽量不要自己开车去医院。办理完住院手续，助产士会检查你的情况，如果你已经进入活跃产程，她就会直接把你带到产房，否则她会先给你安排一张病床，以便进一步确认。助产士会监测你的体温和血压，并且检查你的宫颈扩张情况。根据情况还可能会对胎儿进行监测。

如果你已经进入活跃产程，助产士会和你讨论你的分娩计划。如果你只是处于分娩早期，她们有可能会让你先回家待产。这并不意味着你来医院的选择是错误和愚蠢的，对于医生而言，了解你处于分娩的哪个阶段以及确保胎儿的健康是非常重要的。

活跃产程

每一个产妇的情况各不相同，进入活跃产程的时机也不同。通常，医生判定活跃产程的依据是产妇的宫颈口张开4厘米宽度。大部分女性在她们进入活跃产程的时候都会经历痛苦，此时有规规律的宫缩间隔为2～3分钟一次，在活跃产程中，你的宫颈口会每过1个小时至少张开1厘米。有两种可能性会造成宫颈口的张开程度不理想：

■ 宫缩强度不够。

■ 胎儿没有进入产道，没有压迫宫颈扩张。

在活跃产程末期，胎儿的头开始下降，你不由自主地向下用力，并使劲把胎儿生出来。

用力及娩出胎儿

通常你的助产士或者医生会让你不要用力，直到在宫口开全（10厘米）后。在宫颈没有完全张开的情况下用力向外推胎儿可能会造成撕裂和出血，当宫口完全张开后你可以开始用力，通常助产士会教你如何去做。很多情况下，即便是使用了小剂量的硬膜外镇痛剂，你都会有身体自发地想用力娩出胎儿的感觉。分娩有很多姿势可以选择，包括躺着、蹲着、侧卧或者手和膝盖着地。分娩是一项非常艰巨的工作。如果这是你的第一个宝宝，这个过程在不用硬膜外镇痛的情况下，最多2个小时。在使用硬膜外镇痛的情况下为3小时。此时获得足够的精神支持是非常重要的。

胎盘的娩出

分娩的最后阶段是胎盘娩出。胎盘非常柔软且富有弹性。相对于胎儿来说，胎盘更容易娩出。在多数情况下，胎盘会从你的子宫上脱落，在胎儿出生半小时会被娩出。

最后医务人员会帮你缝合在分娩过程中产生的撕裂，并确保已经止血。

应对分娩疼痛

大多数女性对如何应对分娩带来的疼痛感到非常惶恐。如果这是你的第一个宝宝，那么对你来说很难想象分娩的疼痛是什么样子的。分娩疼痛和止疼本身这个话题就是非常主观的。最初，你可能希望避免使用任何药物止疼方法，虽然一些产妇在陪护人员的帮助下能够抗过分娩疼痛，但是实际上大多数人仍需要药物止疼。

在真正疼起来之前，很难就疼痛制订出有效的计划。而且每个人对程度的感受力和承受力都是不一样的，你很难预测该如何缓解这些疼痛。

如果刚开始你希望在分娩过程中避免使用任何药物的镇痛方法，而你最终选择使用止疼剂，也不要自责或者有挫败感。就像没有人会选择在不实施麻醉的情况下摘除阑尾。这并不能说明你软弱或者有多失败。无论你选择何种止疼方法，自然分娩本身就是一个非常伟大的成就。

与此同时，你的医疗团队在分娩之前就假设你最终肯定会选择硬膜外镇痛，从而拒绝你想要无药物分娩的请求，对你来说也是不公平的，你应该坚定自己的立场。你有捍卫自己正当权益的自由，不必为此有任何愧疚。

没有药物干预的分娩

如果你非常坚定地要选择没有药物干预的分娩，你有必要仔细地做好计划。大部分的医护人员都会

比较灵活，而且不会把他们的想法强加于你。当选择止疼药的时候，你要考虑的最重要的事情就是止疼的效果和止疼药对你和宝宝会产生的副作用（请参阅第128~131页）。硬膜外镇痛，以及其他的镇痛方法可以供你在分娩时选择使用。你的分娩计划成功与否的最大影响因素是你是否拥有足够的知识，还有你的医疗团队对你的支持程度。

轻柔的腰部按摩可以帮助你放松，特别是在分娩早期。

尽量多地了解一些关于分娩初期你可以选择的不同的姿势，还有分娩时能采用的姿势，最后就是要选择一个有条件进行无药物干预分娩的医院。

在收集信息的时候一定要询问关于分娩姿势的问题，还有如何使用泡浴和淋浴来让孕妇放松和缓解疼痛。了解他们能提供的分娩辅助方式，比如分娩球。还可以考虑带上你喜欢的音乐，一定要记得带上零食来维持体力，保证饮水，以保障你在整个产程都精力充沛。

活动、呼吸以及放松的技巧

在分娩过程中，你可以尝试不同的姿势，直到找到令自己最舒服的姿势。如果有条件的话，可以在两次宫缩的间歇活动一下。当宫缩发生时靠着（用塑料或橡胶块填充的）豆袋坐垫或者你的伴侣身上，有些女性认为活动腰部或者换一个姿势会有所缓解。你也可以尝试活动胳膊，或者进行手部按压。

有些人会觉得在分娩的过程中听一听音乐会起到缓解疼痛的作用，而另一些人觉得这样会分散精力而且非常令人烦躁。

把你的所有注意力放在呼吸

分娩中的陪护——导乐

分娩时，拥有一个训练有素的陪产人员可以帮助你控制疼痛的强度。例如，有研究表明在分娩过程中由导乐陪同的孕妇比由伴侣、亲友陪护，在硬膜外镇痛的使用率和顺产转剖宫产的概率上都较低。

导乐是接受过专业训练的，他们的任务是在分娩过程中为你提供支持或者指导，以及在分娩后帮助你照顾宝宝。

由于他们接受的训练不同、经验水平不同、观念不同，分娩指导人员的水平有很大的个体差异。注意，有些导乐是专门收费的。如果你希望有导乐陪伴分娩，请找一个知识和经验都丰富，并且善于沟通，能与你相处融洽的。

因为分娩是一件非常重要而且私密的事情，所以在你选择分娩指导员的时候，一定要注意检查他的资质并且要选择能和你很好相处的人。目前分娩指导员的价格差异非常大。

上，慢慢地深深地呼吸。但是不要只使用一种呼吸方式，这样会引起换气过度。发出声音比如哼哼、呻吟，甚至是咒骂都可以帮助你缓解疼痛。不要受医院工作人员的影响，而他们认为在分娩中发出声音是不对的。

按摩　陪产的家属可以在宫缩的间歇帮你按摩腰部，这可能会帮助你放松一点。你也可以带上自己认为有帮助的香薰精油。

水

在分娩初期使用温水泡浴或者淋浴是安全的，无论你是否破水都不会增加感染的风险。沐浴不仅可以令人放松，而且可以增加自我舒适度和满足感。有些医院设有分娩池，这些设施可以在分娩时缓解产妇的疼痛。对于在

水中分娩尽管很多医院都允许，但是目前尚有很多争议。总的来说，温水浴可以在一段时间内（某项研究表明：大约一个半小时）防止疼痛的加重，但是在这个时点之后，它的作用就有限了。因此，泡浴在缓解分娩初期的疼痛上可能会有一些短期的作用，从宫缩的间歇放松身心的角度而言，也对产妇有所帮助。对于需要更高级别疼痛控制的女性而言，温水浴仅仅能提供暂时性的帮助。

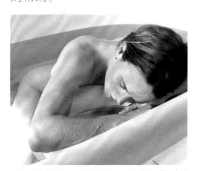

在热水中泡浴，对于缓解分娩初期的疼痛特别有效。

硬膜外镇痛

很多产妇会觉得在没有有效的镇痛措施的情况下，分娩疼痛是很难忍受的。而相对于其他任何一种方法，硬膜外镇痛的镇痛效果最好。在英国，超过60%的初产妇最终会选择使用硬膜外镇痛。很多人对于是否会选择硬膜外阵痛的态度非常坚定，而其他人则持观望态度。

作用原理

硬膜外镇痛是通过一根中空管将小剂量的麻药打入硬膜外腔，而硬膜外腔是包裹人的脊髓的腔隙。麻醉剂可以麻痹包括子宫的腰部以下的神经。

硬膜外镇痛术需要由麻醉师来施行。你需要向前弯曲身体，这样麻醉师才能将细管精准地从腰部插入脊髓的破膜外间隙。最初，麻醉师会给你进行局部麻

醉，可能会有一点点刺痛感。此后，在实施硬膜外镇痛的过程中你不应该有任何痛感。在小管放置到位后，会在你的后背上贴上一条胶布，以便可以随时注射麻药。

硬膜外镇痛的过程大约需要20分钟。很多产妇会觉得疼痛立刻减轻，但是要在15～20钟之后才会完全起效。

硬膜外镇痛的好处在于它可以非常好地控制疼痛，而进入血液

循环系统的麻药非常少。这也就意味着你的神志是清醒的，而宝宝也不会通过胎盘吸收麻药，导致出生后处于昏睡状态。另外，麻药是持续不断地注射进你的身体的，所以镇痛效果贯穿整个产程。

硬膜外镇痛的种类

有很多新型的硬膜外镇痛术，比如所谓的"可移动硬膜外镇痛"就是给你注射最少剂量的药

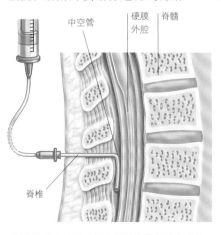

中空管　硬膜外腔　脊髓

脊椎

*硬膜外镇痛*是通过插在脊髓外的硬膜外腔的中空小管给药。产妇将身体前屈，这样麻醉师可以准确地将给药管放置到位。

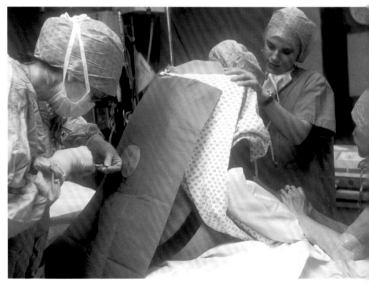

物——保证你可以移动双腿，感受到胎儿头部向产道底端下降。产妇感受到胎儿头部对产道的压力，这样就能更好地用力，从而降低剖宫产和使用产钳的概率。

有些医院会让产妇自己控制硬膜外麻药泵的给药量，只要轻轻按一下按钮，更多的麻药就会慢慢地注入你的体内。

另外一种方法是脊椎–硬膜外联合麻醉，在放置硬膜外麻醉的小管子之前，将少量的麻药直接注射到硬膜外腔中。这种做法可以取得更快的镇痛效果，通常用于马上就要分娩或者要接受剖宫产产妇的案例中。

实施硬膜外镇痛的时机

很多医生要等到宫口开到4厘米之后再实施硬膜外镇痛术。但这也不是绝对标准，如果你感到特别疼痛，还是可以提前采取硬膜外镇痛的。你可以在分娩之前和医生讨论一下可能发生的各种情形。

副作用

和所有医疗干预手段一样，硬膜外镇痛同样也会给你和宝宝带来副作用，尽管它引起严重副作用的概率非常低。

> ## 对硬膜外镇痛的误解
>
> 一个比较常见的误解是硬膜外镇痛会导致背痛，但是研究发现，导致背痛的是妊娠本身。在妊娠期有背痛症状的女性在分娩后通常也会背痛。当你在进行硬膜外镇痛的时候，确实会在背部造成一个小的创口和一小块瘀青，而选择硬膜外镇痛并不会给你带来更高的患长期背痛的风险。
>
> 第二个常见的误解是硬膜外镇痛会影响产妇母乳喂养的能力。然而大部分的研究发现硬膜外镇痛不会影响你成功地进行母乳喂养。
>
> 与小剂量使用麻药的硬膜外镇痛相比，给产妇进行大剂量麻药注射更有可能使宝宝受到麻药的影响（请参阅第131页）。

延长产程　很多关于硬膜外镇痛的研究表明，这种镇痛法会削弱宫缩的强度。这也就意味着你有更大的可能性需要使用催产素来让宫缩回归到正常的强度。一般来讲，使用硬膜外镇痛会使活跃期和胎儿娩出的时间都延长大约1小时。因为胎儿娩出的过程是非常消耗体力的，所以医护人员可能提出使用产钳助产（请参阅第135页）。

增加产钳使用的概率　硬膜外镇痛会降低分娩的效率，而使用产钳或者胎吸分娩的概率就会提高。当你开始用力前关闭硬膜外镇痛，以此来提高分娩的效率，避免使用产钳分娩。

发热　使用硬膜外镇痛会使你在分娩过程中发热的概率增加4倍。虽然大多数专家认为发热和感染无关，但你还是会在分娩过程中接受抗生素的治疗。使用硬膜外麻醉镇痛的时间越长，发热的可能性也就越大。

镇痛不充分　有9%～15%的产妇在进行了硬膜外镇痛的情况下还是有明显的痛感。尽管这种疼痛可以通过增加给药剂量或者更换硬膜外管的位置来治疗，但不是所有产妇都能取得理想的镇痛效果。

瘙痒　在接受硬膜外镇痛的产妇中有多达26%的人会出现瘙痒症状，通常需要静脉用药治疗。

罕见的副作用　麻醉师有很小的可能会刺穿包裹脊髓的腔隙，造成脊髓液的渗出，进而导致难以治愈的严重头痛。

缓解疼痛的其他方法

　　尽管很多35岁以上的女性最终会选择硬膜外镇痛来缓解分娩疼痛，除此之外，你还有很多其他选择。和你的医生或者助产士多了解一些相关信息是非常不错的做法。这些方法从辅助性的针灸到非常强效的麻药都有。

经皮电刺激神经疗法

　　经皮电刺激神经疗法（TENS）通过皮肤将一小股电流传入体内。这种电流被认为可以阻截向大脑传递的疼痛信号，同时可以刺激大脑产生一种叫作内啡肽的天然镇痛物质。经皮电刺激神经疗法的仪器大约有一个小型收音机的大小，和皮肤上的电极相连。电流通常会造成刺痛感，有些产妇会觉得不太舒服。经皮电刺激神经疗法的副作用仅是给予电极接触的背部皮肤带来刺激。电流不会对胎儿产生任何影响。

　　大部分研究发现，经皮电刺激神经疗法对减轻分娩疼痛的效果一般。

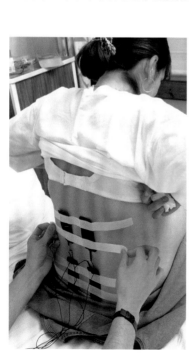

在进行经皮电刺激神经疗法时，电极片被贴到产妇的下背部。这些贴片和一个收音机大小的设备相连，用来传输微小的电流。

针灸

　　有些产妇觉得针灸很有助于减轻分娩疼痛。对于针灸镇痛的作用原理有很多不同的理论。西医认为，将这种犹如发丝般粗细的针插入皮肤中可以刺激较大的神经纤维，继而阻断较小神经纤维中痛感的传递。它也能促进身体释放天然镇痛物质——内啡肽。对于针灸在分娩过程中缓解疼痛的程度，目前仍存争议。总之，针灸会降低你要求使用硬膜外镇痛的概率。如果你对使用硬膜外镇痛非常抵触，针灸可能会对你有所帮助。但是一定要找有资质的针灸师，而且可以在分娩过程中全程陪伴，当然要事先查看医院的相关规定。

催眠

　　有证据表明那些对于催眠敏感的女性在分娩中接受催眠能减少对疼痛的反应。

　　催眠是一种深度放松、精神集中的状态，你也可以自我催眠（这种技术被称作自动催眠）。

　　催眠虽然对身体不会造成伤害，但价格十分昂贵，而且只有那些对催眠敏感的群体才有效。在缓解分娩疼痛上，它的效果很有可能一般。如果你想尝试这项技术，最好在妊娠早期就开始咨询相关的课程。

安桃乐（吸入麻醉）

安桃乐是一种氮氧化物和氧气的混合物，对于一部分女性而言，它有着非常好的镇痛效果。正如大家所知道的，安桃乐是"气体和空气"的混合物，它可以通过面罩或者连接口腔的部件被吸入。只能在宫缩时才能使用安桃乐，而且有时会让产妇有一点儿飘飘然的感觉，但是这种效果持续的时间非常短。

安桃乐对于在第一产程的最后和等待硬膜外镇痛起效前的镇痛效果非常好。

麻醉镇痛

在分娩过程中有可能会使用杜冷丁（哌替啶）和美普他酚等麻药。这些药物（也叫作阿片类止痛药）通常和吗啡有所关联，由肌肉注射给药。麻药可以减轻一些疼痛，但是不能完全镇痛。它们的缺点是经常会引起嗜睡或者恶心。麻药通常在第一产程产妇产生强烈地娩出胎儿的感觉之前给药（大多数产妇在第二产程对疼痛的承受能力更强，而且在这个阶段你也想保持精力充沛和清醒）。

有些产妇在分娩中仅仅使用麻药来镇痛，而有些人则选择在硬膜外镇痛（在宫口张开4厘米时）之后使用麻药镇痛。麻药会降低你的意识清醒程度，你需要等一会儿才能清醒过来。

药物选择 大部分麻药的效果相同，而且它们在产妇身上的副作用也相似。然而对于宝宝来说，有些药物的副作用就会更大。一定要了解你在分娩过程中使用的是哪种药物。杜冷丁在英国被广泛使用，但是这种麻药停留在宝宝身体系统中的时间要比其他药物更长，而且会在孩子的意识发展和母乳喂养等方面产生问题。美普他酚和吗啡可能会更安全一些，因为它们代谢的速度更快。在分娩前问一下你可以选择的药物种类有哪些。要知道所有麻药都有可能会让宝宝嗜睡或者影响宝宝的心律。如果宝宝出生后处于镇静状态，那么有可能会给他注射纳洛酮拮抗麻药来对抗你在分娩中摄入的麻药引起的副作用。

由于麻药的一个副作用是恶心，所以很多医护人员会在给你使用麻药的同时使用止吐药物。止吐药物可能会让人嗜睡。除非你感到恶心，否则你可以要求不使用它们。

脊髓阻滞

通常用于剖宫产中的镇痛。和硬膜外镇痛相似（请参阅第128页），从上腹部往下，你通常会对疼痛和轻微的触碰感觉麻木。和硬膜外镇痛不同的是，一根针会插入脊髓液之中（而不是像硬膜外镇痛一样放置在脊髓囊之外），而少量的局部麻药被注射到脊髓液之中。大约有1%的概率会造成脊髓液的渗出，从而导致严重的头痛。脊髓麻醉不能持续给药，而且镇痛效果仅仅能持续1～2小时。

阴部麻醉

如果你没有使用硬膜外镇痛，或者你的硬膜外镇痛（在极其罕见的情况下）没有发挥作用，医护人员可能会在使用产钳助产或者修复撕裂伤的情况下对你进行阴部麻醉。阴部阻滞可以阻滞支配外生殖器和大腿内侧的阴部神经的感觉传递。

医护人员需要将手指放入你的阴道中来引导阴部阻滞的注射，在阴道壁以下进行少量的局部麻药注射。

医疗干预

有时分娩并非那样直接而迅速，尤其是在你年纪较大的时候更是如此。当很多女性总是理想化地认同自然分娩时，现实则是在你入院之后，医生会给你推荐很多医疗干预。所以在开始分娩之前，你就要想清楚这些事情，因为在疼痛的时候，你是很难接受一些新的信息的。

静脉输液通道

无论你年龄如何，一些医院会建议你在分娩过程中保留一条静脉输液通道，也就是放置静脉导管。把一根非常纤细的静脉导管放入你的手或下臂的某一根静脉血管里。除非你需要接受一些医疗干预或者输液，否则静脉导管并不一定要开放。这个管道可以通过注入极少量的抗凝药物保持通畅。因为静脉导管上面覆盖有胶布，所以在洗澡的时候也不会导致它变湿。放置静脉导管的目的是：

■ 用来给你输入不同的药物，

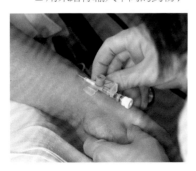

静脉输液通道是在手或小臂静脉内放置一根细小的导管，以便药物或液体能够很快地被输入。

比如可以加速分娩的催产素（请参阅第134页）。

■ 用来确保你有足够的液体摄入（因为对你来说，在分娩过程中喝足够的水是比较困难的）。缺点是输液的时候，一袋液体挂在输液架上，限制了你的活动。

■ 如果需要进行输血治疗或者其他医疗干预，能够很快地进行。

优点和缺点　进行静脉输液通道开放而带来的风险是非常低的，但是有可能会给你带来困扰。优点则是很明确的。比如你需要进行硬膜外镇痛，那你必须有一个静脉通道。（通过静脉补液）让自己保持水分摄入充足，这样能够加速分娩过程。

一项研究表明，如果接受足够的静脉输液，产妇出现产程延长（超过12小时）的可能性会降低一半。最后，虽然现在非常少见，但大出血仍然是孕妇分娩死

亡的主要原因。如果发生最坏的事情，保持静脉通道的开放能够保证产妇及时地得到治疗。

导尿管

导尿管是一根细小的导管，放入膀胱内，并且和储尿袋连通，能够收集你的尿液。一种在末端有一个很小的气球的导尿管有时也会在分娩过程中使用到（请参阅第122～123页）。

如果你即将进行剖宫产或者存在影响肾脏的并发症，比如先兆子痫，那么你就需要在分娩时保留导尿管，以便监测肾脏功能。

但是在很多情况下，你不需要保留导尿管，即使是进行硬膜外镇痛后，使用便盆也比保留导尿管更安全。如果你很难自己排尿，护士能够帮助你每隔几小时导一次尿，但每次导尿后都要取出导尿管。与一直保留导尿管相比，无论是便盆还是导尿，膀胱和肾脏

发生感染的风险更低。膀胱感染容易致病，并延长你的住院时间。

监护

在分娩过程中，你需要进行有规律的监护，确保胎儿能够耐受分娩过程，并且能够知道子宫收缩的情况。胎儿电子监护仪（EFM）能够同时听到胎儿的心率，并且记录你的宫缩情况。你会在分娩过程中接受间断监护或者持续监护。

间断监护

除非你这次妊娠属于高危（跟你的年龄并不直接相关），否则你并不需要在整个分娩过程中都接受监护。研究表明，只要你有自己的助产士，间断监护和持续监护同样安全。因为你的助产士会在分娩的活跃期每半小时听一次胎心，在第二产程会每隔15分钟听一次胎心。

持续监护

持续监护意味着胎儿和宫缩情况几乎会在所有的时间之内被监护。但是在大多数的情况下，产妇站着、坐着或者蹲着，都可以接受监护。在进行电子监护的过程中，会有一条或两条有弹性的腰带放置在你的腹部，并保证探头固定在合适的位置上。其中

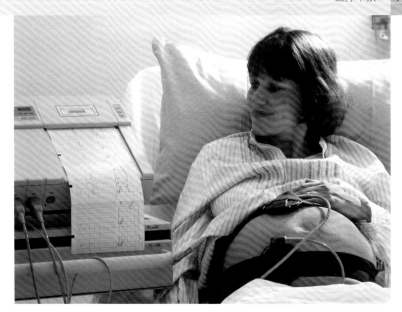

胎心率和宫缩强度能够被床旁的机器监测和记录下来。

一个类似于超声仪器一样的设备用来检查胎儿的心率，第二个则是用来监测宫缩的一个小吸盘。

有些医院的电子监护设备通过无线电信号进行监测，能够让你像正常人一样走来走去。

优点和缺点 如果进行持续胎儿电子监护，那么你更有可能以剖宫产或者产钳（请参阅第135页）或者胎吸助产（请参阅第136页）的方式分娩。因为通过持续监护，医生会了解胎心的变化，然后做出决定。不幸的是，大多数情况下我们并不知道胎心异常的所有原因——它也许是一个很小的变化，或者提示有血氧水平的下降，而血氧水平下降是非常严重的问题。没有人愿意去承担这些风险，所以医生会

建议进行胎儿头皮血的检查，以便了解胎儿是否处于缺氧状态，能否耐受整个分娩过程。如果血样显示低血氧浓度，除非分娩能在瞬间完成，否则你极有可能会被建议进行剖宫产。

如果胎心的异常变化是在你用力分娩时发生的，那么医生有可能会建议你进行产钳或者胎吸助产。除了增加剖宫产的风险之外，如果持续监护时间过长，你会发现腰带很不舒服。胎心监护的优点并不完全清楚，但专家一致认为持续胎心监护能降低胎儿出生之后出现惊厥的风险。

很多医院都有相关的规定，要求你进行最低限度的间断监护。如果你对此抱有强硬态度，

你可以拒绝进行胎儿电子监护。如果你有充分的理由，你的选择也会得到支持。

胎儿头皮电极

胎儿头皮电极是另一种通过电子监护的方式了解胎心率的方法。与通过皮肤和子宫监测心率不同，胎儿头皮电极是通过一根小电线放到胎儿的上进行。该监护通过阴道检查放置，你并不会感到不舒服。一般来讲，当你的医生对胎儿的心率有疑问或者通过外部监护无法获得良好的信号时，他们会采用此项技术。

缺点　这种监护给胎儿带来的风险是很小的。有一个很小的风险——你的宝宝有可能出现头皮感染，但是使用抗生素完全可以治疗。你的医生或者助产士在进行头皮电极之前会和你进行讨论，你要理解进行此项监测的原因。

在头皮电极被放置好之后，你就不能离监护设备太远，尽管你能够改变分娩时的姿势。一些医院有无线电监护设备。

宫内导管

宫内导管用来更好地监测子宫内的宫缩强度。它是一根非常纤细、有弹性的导管，通过阴道检查来进行放置——并不会很疼，你也很有可能不会注意到它不知何时已经被放置。尽管放置宫内导管的风险很低，但并不是常规的监测方法。

在接受宫内导管放置之前，医生应该告诉你放置的原因。

加速分娩过程

如果你已经进入分娩的活跃期，但是宫颈并没有像期待的那样持续扩张，你的医生会建议加速分娩过程（催产），一般通过以下两种方法中的一种进行：刺破胎膜（人工破膜术）或使用催产素。当你的年龄越大，特别是对初产妇而言，你需要使用这些干预的可能性就越大。

人工破膜术

刺破胎儿羊水囊（人工破膜术）是无痛的，并且对产妇和胎儿是无害的。它能够缩短1~2小时的分娩时间，还能显著地减少使用催产素的概率（请参阅下文）。但是它并不能降低进行剖宫产的风险。

对于那些初产妇而言，破膜的时间通常在活跃期时（在宫口开到4厘米以上后）进行最安全。如果你进行过阴道分娩，那么早一些时间进行人工破膜术也

是安全的，甚至可以通过这种方式引产。你的医生或者助产士需要进行阴道检查，通过宫颈口能够感受到羊水囊的存在。使用一个带钩的塑料器械刺破羊水囊，羊水就通过这个破口流出。

催产素

催产素是人的脑垂体分泌的天然物质，它也可以人工合成，运用在临床上。在宫缩不规律或者宫缩太弱的情况下，医生会使用催产素加快分娩过程进展（催产素同样被用于引产，请参阅第123页）。当你进入活跃期之后（当宫口开到4厘米以上后），很多医生希望宫口能够以每小时1厘米的速度扩张。

年龄超过35岁的女性更有可能需要催产素加速分娩。如果你开始接受催产素，就意味着你被输液架束缚住了。一些产妇会担心子宫收缩强度变得过强或者更加疼痛。但是较弱的宫缩并不能带来任何好处。你无论如何都会疼痛，但这种疼痛能够有效地扩张宫口。在硬膜外镇痛之后，你更有可能需要催产素，但在这种情况下，你并不会感到宫缩变得更强。

催产素一般是从较低剂量开始使用，然后在一段时间之后逐渐增加剂量。如果宫缩变得更

加强烈或者更加频繁，医生会相应调整，而催产素在体内的代谢是很快的。正确使用催产素是安全的，并且能够降低剖宫产的机会。在分娩结束之后也经常使用催产素，这样可以降低阴道出血的风险，并且帮助宫缩。

侧切

侧切是在分娩过程中医生对阴道进行的一个操作，会使阴道变大，帮助胎儿的快速娩出。侧切曾经被常规进行，但是现在助产士和医生认为阴道撕裂并不是坏事，侧切也不一定能够防止阴道撕裂的发生。但是，如果胎儿处于窘迫的状态，需要被快速地娩出，那么进行侧切则是必需的。

在英国，通常情况下侧切是在右侧大腿进行的（中间外侧）。在中线进行侧切（切口是朝向肛门方向），肛门周围的组织出现损伤的可能性是中外侧侧切的2倍。中外侧侧切并不会增加直肠撕裂的可能性，但是与自然撕裂相比，恢复过程会更加疼痛。尽管出现这种情况的概率是非常低的，但直肠肌肉的撕裂或者撕裂进入肛门会使排便障碍的出现增加1倍。这两种情况都很难经由外科手术得到纠正。

考虑到进行侧切后有可能出现这些长期风险，因此你需要在妊娠早期就严肃地和你的医生进行讨论。很多医生和助产士只会在出现胎儿窘迫，需要快速娩出的情况下才会进行侧切。侧切和其他自然阴道撕裂的修复方式是一样的（请参阅第136页）。

产钳助产

产钳是金属制的铲状物，用来引导胎头从阴道娩出。通常情况下，产钳对胎儿不会造成伤害，产伤很少发生。但是对产妇来说，使用产钳的确存在一些可能的风险，比如增加出现累及直肠肌肉的严重撕裂的可能，如果你是初产妇，风险史大。一个过大的伤口有可能增加出现排气失禁或排便失禁（排便障碍）的可能性。

产钳助产后出现显著裂伤的可能性在初产妇中大概占30%，尽管其中只有一小部分的产妇会出现大便失禁。尽管有这些风险，如果胎儿在分娩的最后时刻出现窘迫时，产钳能够帮助胎儿迅速地娩出，因此，比剖宫产更加安全。如果产钳助产是用来缩短第二产程，或者是因为你特别疲劳，那么你可能要考虑这些风险。一些证据表明用力时间过长会增加小便失禁的风险，但是没有更多的证据表明使用产钳缩短产程能降低这种风险。你可以选择继续用力分娩，或者要求剖宫产，以便降低直肠损伤的风险。有些医生在最后阶段倾向于使用产钳助产，但是我认为最终的决定要由你来做。

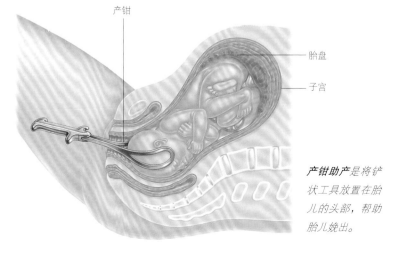

产钳

胎盘

子宫

*产钳助产*是将铲状工具放置在胎儿的头部，帮助胎儿娩出。

胎吸助产

胎吸助产是用一个塑料或者金属的杯状物放置在胎儿的背部或头部，引导胎头从阴道内顺利娩出。杯状物通过一根导管和一种机器相连接，而这种机器可以产生真空的吸力。

像产钳助产一样，当你由于用力变得特别疲劳或第二产程延长时，胎吸助产是一种非常有效

的娩出胎儿的方式。因为杯状物使用真空吸引，并连接到胎儿的头部，因此胎吸助产有可能会导致头皮挫伤。对于产妇而言，也有可能出现严重的裂伤。但是很多证据都表明目前这些损伤风险都低于使用产钳助产的风险。胎吸助产的胎儿出现损伤的概率与产钳助产一致或略低于产钳助产。

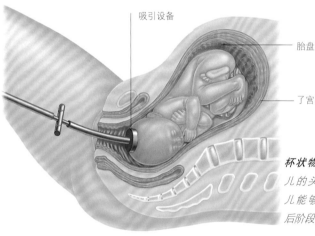

吸引设备

胎盘

子宫

杯状物被放置在胎儿的头部，以便胎儿能够在分娩的最后阶段被顺利娩出。

阴道裂伤修复

如果你在胎儿出生的时候出现阴道撕裂伤，医护人员会帮助你缝合这些裂伤，缝合时使用的缝线是可以吸收的，不需要进行拆线。

如果你接受了硬膜外镇痛，缝合时你不会感到不舒服。如果没有接受硬膜外镇痛，医护人员

会在开始缝合前给你局部注射麻药，麻醉伤口周围的区域，这样能让你感觉好一些。

在分娩后，医护人员会给你展示如何清洗、护理这些缝线的伤口。盐浴是不需要的。

通常情况下，医护人员会建议你至少6周内不要进行性生活，以便你的伤口能够得以愈合。

剖宫产

如果分娩过程没有进展或者出现胎儿窘迫的迹象，医务人员通常会建议进行剖宫产。年龄超过35岁的女性接受剖宫产的可能性是年轻女性的2～3倍。如果你是初产妇，而且年龄超过35岁，那么接受剖宫产的概率是30%～40%。如果你经历过一次阴道分娩，那么接受剖宫产的概率大概为20%。

剖宫产是一个手术过程，所以如果一直以来是助产士在照顾你，这时医生就会加入。除非你接受了全身麻醉，否则你的伴侣或其他亲属应该能够进入手术室，在这段时间内坐在旁边陪伴你。

麻醉

对于大多数做剖宫产的产妇而言，在整个过程中应该是清醒的，只是腹部以下的身体被麻醉了。通过腰部麻醉或者硬膜外镇痛达到这样的效果（请参阅第128～129页）。尽管你对疼痛感到麻木，但是当医生在你身上操作时，你仍旧能感受到一些压力；如果你确实有一些感觉，也不要惊慌。

剖宫产如何进行

医生通常会在耻骨联合处上方

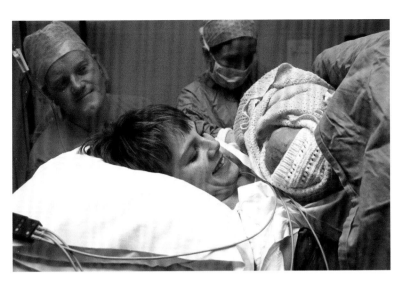

剖宫产通常进行得非常迅速，胎儿娩出后你立即就会看到，并且你还能当时就抱抱他。

做一个平行的切口（也称为比基尼切）。腹部肌肉不会被切开，只是被拉到了一边。在子宫上做平行的切口，通过腹部和子宫的切口胎儿被娩出，脐带被剪断，新生儿会被交给旁边的助产士。

你可能需要等到手术结束才能抱新生儿，但是你的伴侣应该可以抱着宝宝陪在你附近。如果这是你第一次进行剖宫产，那么从切开第一个切口到新生儿诞生不会超过10分钟。

在胎儿出生之后，胎盘被取出，切开的子宫要通过一层或者两层可吸收的缝线被缝合在一起。在这段时间内，你通常会感到恶心，甚至呕吐。

接下来需要进行筋膜层的缝合，筋膜层是指那些支撑腹壁的韧性组织。最后进行皮肤缝合，可以使用可吸收缝线缝合或者是"订书器"式缝合器，把所有的切口缝合在一起。这个过程一般需要20～30分钟。

如果你选择使用"订书器"式缝合器，通常情况下，会在出院前，手术后2～4天拆除。

拆除"钉书钉"并不痛，感觉就像从耳朵上取下耳钉一样。

急诊剖宫产

如果需要进行急诊剖宫产，所有的事情都会变得更加迅速。最重要的不同是可能不会有足够的时间进行腰麻或者硬膜外镇痛，也就是说在手术过程中你会睡着。其他的不同则是在少数情况下，医生有可能进行纵向切口（垂直切口），以便加快整个手术过程。通常情况下医生仍旧会做一个水平切口。很少见的情况是，如果是早产儿或者胎位异常，医生通常会做垂直的切口（经典）。医生通常会避免进行经典切口，以免使产妇在以后的妊娠中出现问题。

避免剖宫产的方法

年龄越大，越有可能增加剖宫产的概率。但是这里有一些方法可以帮你减少剖宫产的可能：

■ 在妊娠之前保持身材。这意味着更有可能顺利分娩，在第二产程能更有效地用力。

■ 如果没有必需的医疗原因，要避免引产。

■ 保证妊娠期增加的体重少于16千克。

■ 在分娩过程中多摄入液体或者接受静脉输液通道的开放，保证身体处于水分充足的状态。很多产妇都证实这样做可以缩短产程。

■ 如果胎动正常，没有破水或出血，直到你已经进入活跃期，最好一直待在家里。

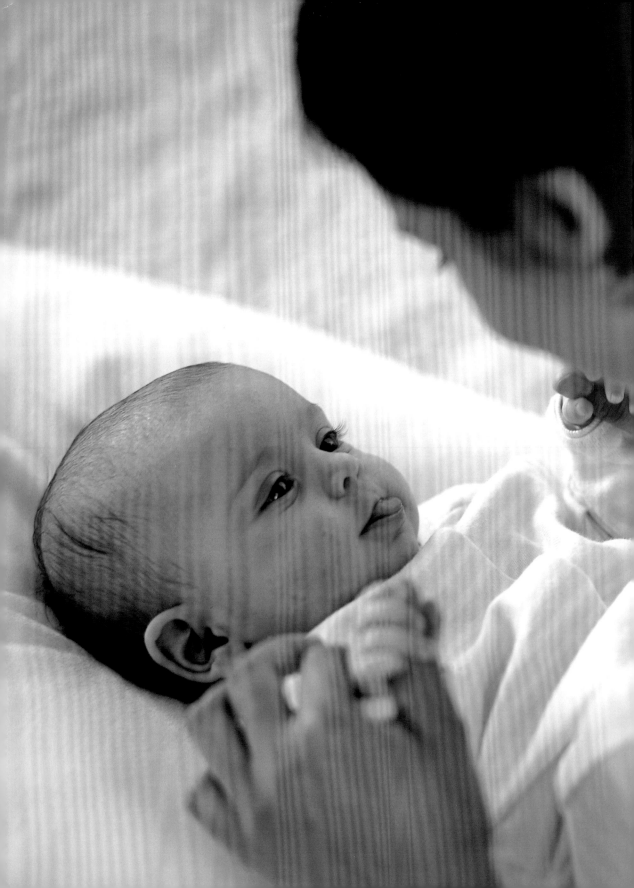

初为人母

　　你已经在分娩过程中完成了一项伟大的壮举。现在你要适应着去照顾刚刚出生的宝宝。如果你是一个新妈妈，没有什么可以帮助你提前做好所有的准备。你的时间已经不再受到自己的支配。你可能会经历从兴高采烈到精疲力竭的所有感受，而通常是这两者都有。在你喂养和照顾新生宝宝的过程中，你会发现来自朋友、家庭或者专业人员的帮助是非常重要的。你需要时间来恢复身体，很有可能还要为重返工作岗位进行准备。

产后恢复计划

　　分娩是一项艰巨的工作，而此后的日子通常被认为是舒缓、快乐而令人疲劳的。良好的休息、健康的饮食和适度的身体锻炼是你目前开始修复身心的关键。在宝宝刚刚降生的最初几天或者几周里，照顾好自己可以为今后的几个月甚至是几年为人父母的生活打好基础。

　　在宝宝出生之后，你和你的伴侣很可能都希望生活能尽快地回归正轨。但是在这个时候，倾听身体的声音是非常重要的，不要在产后恢复期间对自己有过高的期望。

获得足够的休息

　　我们很容易忽略在分娩过程中消耗的精力和体力。分娩会让你的身体产生巨大的变化，所有这一切都是由于巨大的激素变化而引起的。获得足够的休息可以让你的身体重新找到新的健康平衡点。

　　35岁以上的产妇需要更多的时间来恢复。 为了让身体得到足够的休息，你可以做到以下几点。第一，即使你觉得有很多事情要做，也要尽可能地花时间休息一下。在白天的时候小睡一会儿，来弥补在晚间所缺失的睡眠。让自己尽可能地找机会打个盹儿或者至少躺下来放松一会儿。第

二，接受来自家庭成员和朋友们的帮助。你要认识到，即使你看起来很健康，也需要休息。对于很多独立女性而言，接受来自他人的帮助可能是非常困难的。

饮食要素

　　分娩后，正确的饮食需要满足以下几个条件。你的饮食应该可以帮助身体恢复，为分娩后的身体充电，并且能帮助你进行正常的产后体重恢复。大龄产妇在分娩时通常会遇到困难，因此产后需要严格听从医护人员的建议。

　　继续产前的营养补充　大部分女性在产后几周之内要保持她们产前的营养摄入。母乳喂养会把你体内储存的铁元素用光，所以应该补充富含铁的食物。

　　选择含铁食物来增强能量　即使是顺产也会造成300毫升～500

毫升的失血（大约3/4品脱），而严重的失血会造成身体能量的损失。在饮食中添加富含铁的食物可以帮助你恢复血液运输氧气的能力，恢复你的能量水平。比较好的含铁食物包括红肉、绿叶蔬菜和添加了铁的面包和谷类食物（请参阅第48～49页）。

　　摄取维生素C来帮助伤口愈合　会阴撕裂伤、会阴侧切或者剖宫产的女性往往有严重的局部组织损伤。而维生素C会帮助伤口在产后的最初几周内更好地愈合。水果、蔬菜和果汁中含有丰富的维生素C（请参阅第72～73页）。

　　帮助恢复正常的体重　少食多餐有助于你的身体功能的恢复，且有助于减掉在妊娠期增加的那些不再需要的重量。研究表明，如果不能在产后最初几个月恢复体重，那么这样的女性通

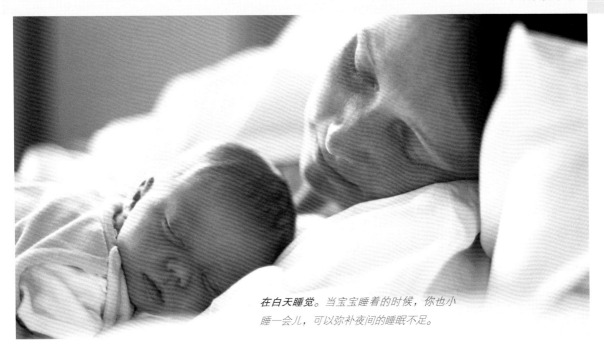

在白天睡觉。 当宝宝睡着的时候，你也小
睡一会儿，可以弥补夜间的睡眠不足。

常在产后几年之内也不能成功瘦
身。这种情况对于新陈代谢较慢
的大龄妈妈来说尤其如此。

用美食犒劳自己 目前你所
经历的重大的生活变动，你体内的
激素波动，都会让你特别想吃你喜
欢吃的某些食物。通常这些可以安
抚情绪的食物都没有什么营养价
值。保持这些食物经常性且少量
地供给，可以避免暴饮暴食或者
对它们形成依赖。用这种方法你
就可以小小地满足一下，而且可
以很好地控制热量的摄入。

身体锻炼

正常的身体锻炼与健康的饮食
相结合，既有助于身体的恢复，也
有助于产后瘦身。在产后恢复的早
期，你一定要非常小心，动作要轻
柔。在最初的6周内，散步是非常好
的选择。在开始任何形式的锻炼
之前，你都应该征求医生的许可。

在任何时候都要时刻关注自
己的身体状况，不要过度锻炼。

瑜伽 瑜伽可以放松身体，
令人精力充沛，伸展身体，恢复
体力。瑜伽可以在家中完成，不
需要离开正在熟睡的宝宝。轻柔
的瑜伽动作可以为组织的修复提
供氧气，促进它们的恢复。

盆底肌练习 练习凯格尔运
动可以增强你的盆底肌力量，而
且可能会解决轻微的尿失禁的长

期问题。这套练习包括重复性地
收紧盆底肌。找到如何收紧这些
肌肉的最简单的办法是在排尿的
时候进行练习。在排尿时收紧盆
底肌并且阻断尿液排出。当你了
解到如何收紧盆底肌后，你就可
以在任何一个地方进行练习。如
果你不经常进行凯格尔练习，就
不会有太大的帮助，所以一定要
坚持练习。

腹部练习 同时，你也应
该把注意力集中在强化腹部肌肉
上。在健康成年人中最普遍的另
一个问题是，腹部肌肉无力导致
腰部疼痛。在做仰卧起坐和其他
腹部练习的时候，把脚放到椅子
上，能帮助保护盆底。

产后早期康复

对于第一次当妈妈的人来说，整天待在家里照顾一个新出生的宝宝是非常令人惶恐而劳累的事情。尤其是在你筋疲力尽的时候，要想弄明白怎么用奶瓶喂宝宝或者怎么给宝宝喂母乳，怎么把宝宝的小胳膊伸到袖子里，或者第一次怎么给宝宝洗澡，对你来说都是非常大的挑战。所以在这个时候，你可能需要别人帮你负责其他的家务事，这样你就可以把所有的精力都放在宝宝身上，而且尽可能地休息。

在家的最初几天

最初你和你的伴侣可能都会觉得照顾宝宝不是一件轻松的事情，新出生的宝宝看起来非常的娇嫩，而且你们会很担心做错事情。此外，你们两个在晚上谁都睡不好，因为新生儿晚上是不会整夜睡觉的。所有的这些都改变了你的日常生活节奏，你可能会担心几周之后你是否能回到工作岗位上。

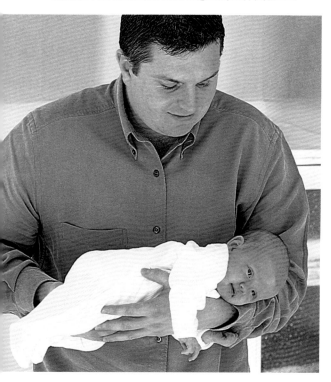

切合实际的预期

对你来说，你必须知道在未来几周你的生活不可能回归正轨。为人父母，本身就意味着一大堆的事情。宝宝本身就具有不可预测性，随着他们进入我们的生活，一起到来的就是随时可能发生的"惊喜"。但是经过练习，你们会觉得适应这些不可预见的事情变得越来越容易。

要知道，宝宝并不像你想的那么娇气。宝宝刚经历了从一个黑暗、拥挤的空间到明亮、开阔世界的巨大的环境变化，这个过程他们需要适应。只要有你们在身边，宝宝是可以接受笨手笨脚的新手爸妈的。所以请放心，当一些事情不合宝宝的心意时，他会不遗余力地告诉你的。

接受你不可能避免所有的问题这一现实。大多数的妈妈都非常焦虑，害怕宝宝长尿布疹或者出现肚子疼等情况，那些经过长久的期待之后才怀孕或者经历了种种的挑战才把宝宝生下来的大龄妈妈对此感受更深。要知道，其实所有的父母都已经在某种程度上遇到过这些问题，所以不要有太重的心理负担。你很快就能学会高效地解决这些问题的方法，所以如果你在生孩子之后没有立刻成为育儿专家，也不必自责。

让你的伴侣在结束了一天的工作之后来照顾宝宝。将宝宝放在你的小臂上轻轻地摇晃，可以让他/她停止哭闹。

只有宝宝和你的时候

在最初的几天里，在你能很好地协调自己和宝宝发出的微妙信号之前，会发现只有当宝宝发出哭声，你才会意识到问题。宝宝与你的沟通是非常简单的，如果他们有任何的不舒服他们就会哭。当他们饿了、尿湿了或者心情不好时都会哭。尽量不要怨恨宝宝的哭闹。你很快就能学会解读宝宝的哭声，并且快速地解决他们的问题。很快，在你和宝宝相处的大部分时间里宝宝都不哭闹，除非他出现肚子疼等不舒服的情况。

要知道，哭对你的宝宝并没有害处。如果你感到要崩溃了或者很生气，最好把宝宝安全地放在小床里，然后出去休息5分钟左右，等冷静下来之后再回来。

> 你很快就能学会解读宝宝的哭声，并且快速地解决他们的问题。

等宝宝睡着了或者高兴的时候抱抱他/她　在给宝宝喂奶和换尿布的间歇，妈妈希望能挤出一些时间来做家务或者是在宝宝不那么黏自己的时候偷偷溜出他/她的房间都是可以理解的。但是和宝宝一起度过一些快乐时光也是非常重要的。让宝宝在你的胸口小睡一会儿，一起听听音乐，享受一下当妈妈的快乐。

安抚哭泣的宝宝　如果宝宝在换过尿布、吃饱了奶之后，持续哭闹的时间超过几分钟，那么你可以把宝宝抱起来。如果你的宝宝经常哭，可以把他/她放在婴儿背带里，让他/她和你在一起。大部分的婴儿在和爸爸妈妈贴近的时候会平静下来。如果这样都不管用，可以试着带他/她去散步或者开车兜风。很多宝宝在听到音乐或者家用电器，如洗衣机、吸尘器的声音时都会安静下来。

不要担心这样会把宝宝宠坏。与焦虑、孤独的宝宝相比，那些平静、有安全感的宝宝能更好地适应和妈妈的分离。

接待访客

在宝宝出生后的几周里，有人来探望你可以让你感受到来自亲友的支持和爱。喝上一杯茶，聊聊天可以让你很好地放松下来，从不停地换尿布和包襁褓中暂时抽身出来，休息一会儿。但是为了保证你既能照顾好新生宝宝，又能很好地恢复身体，所以你可能有必要设定一些拜访规则。

在产后最初的几天里，你可能只是想见到你最亲近的家人和朋友。那么最好把探访时间设置在宝宝睡觉的那个阶段，这样可以让你更好地和来访的亲友共度轻松的时光。

如何打败产后抑郁症

在分娩后最初的几天或几周里，很多女性觉得自己非常的情绪化，而且容易感到悲伤。这种现象通常被叫作产后抑郁症。试试以下几种方法来帮助自己。如果这些方法都不奏效，那么你就需要去咨询医护人员。10%～15%的产妇会出现产后抑郁症，有可能你就是其中之一，产后抑郁症是一种可能需要接受医学治疗的严重情况。

■ **邀请朋友来访**　和理解你并且愿意听你倾诉的人聊聊天会对你有所帮助。

■ **创造和伴侣相处的机会**　等有机会的时候（比如在宝宝睡觉的时候），和伴侣单独相处。

■ **自己出去逛逛**　请你的伴侣来照顾孩子一两个小时，这样你就可以出去见见朋友或者做自己喜欢做的事情。

■ **参加互助组**　和自己情况相似的人建立联系会让你感觉好一些。

■ **宠爱自己**　有空时放松地洗个澡，宠爱一下自己。

婴儿喂养

给宝宝进行母乳喂养或者人工喂养是一个带有强烈情感色彩的决定。给宝宝进行母乳喂养，即便只有几周的时间，都会对他的健康产生积极的影响；但如果你决定不进行母乳喂养，也不要觉得自己是个坏妈妈。决定是否进行母乳喂养是一个非常私密的话题，你可以根据个人的情况决定哪个选择更适当、更可行。

母乳喂养的基础知识

很多女性至少是在最初的几周里都会尝试进行母乳喂养。如果你可以母乳喂养，会给宝宝带来很多好处，比如母乳中含有的抗体可以帮助宝宝对抗疾病，而且母乳喂养非常方便。但是，如果这不在你的计划之中，或者即便在各种辅助之下，你仍然无法进行母乳喂养，那么进行人工喂养也没有什么不好。假设你确实希望进行母乳喂养，那么一定要

选择人工喂养

有些女性觉得母乳喂养并不适合她们或者想要替换为人工喂养。以下几点知识是大家有必要了解的：

■ 不是所有配方奶粉的味道都是一样的，宝宝可能喜欢其中的一种，而不喜欢其他的。

■ 刚开始的时候买几个奶瓶和几种不同的奶嘴。看看哪种最适合你和你的宝宝，然后再囤货。

■ 彻底清洗奶瓶和奶嘴。在接触干净的奶瓶和奶嘴之前一定要把手洗干净。

■ 在冲调和使用配方奶粉的时候一定要根据生产商的说明来操作。

■ 允许宝宝剩下一些奶，宝宝知道自己什么时候吃饱了。

■ 当宝宝的体重增长不理想、排尿少或者在两次喂奶间歇经常哭闹时，往往需要增加喂奶量。

■ 当宝宝吐奶严重时，要减少喂奶量。

■ 除非有医生建议，否则不要随意地把宝宝的奶粉更换成昂贵的抗过敏配方奶粉或者豆奶配方奶粉。

在最初对自己将要面临的困难有所准备。你可能会觉得母乳喂养是一件再自然不过的事情，你和宝宝应该知道怎么进行这个过程。但是事实并非如此。你需要学习正确的母乳喂养技巧，最好是向有资质的母乳喂养咨询师或者正在进行母乳喂养的妈妈学习。母乳喂养互助组可以在你进行母乳喂养遇到任何困难时向你提供建议。

在分娩后会发生什么　在妊娠的最后几周里，你的乳房中会自然而然地充盈着初乳——一种富含免疫物质和有益蛋白质的水一样的液体，初乳是新生宝宝的完美食物。在分娩后第2~5天，你有可能会胀奶，有时乳房会变得非常坚硬而且会有痛感。这就证明了你已经真正地开始分泌乳汁了。

衔乳　母乳喂养成功的关键在于要学会如何把宝宝的嘴摆到妈妈乳头的正确位置上。正确的衔乳姿势可以保持宝宝对母乳喂养的兴趣，还能预防乳头皲裂。在宝宝开始寻找妈妈的乳房时，用你的手指轻轻地把宝宝的下颌向下推，让宝宝的嘴巴张大，以便他/她能含住你的大部分乳晕。舒适、有效的衔乳要求宝宝含住你的大部分乳晕（乳头周边有颜色的部分），而不仅仅是乳头。